AF475057

PARIS

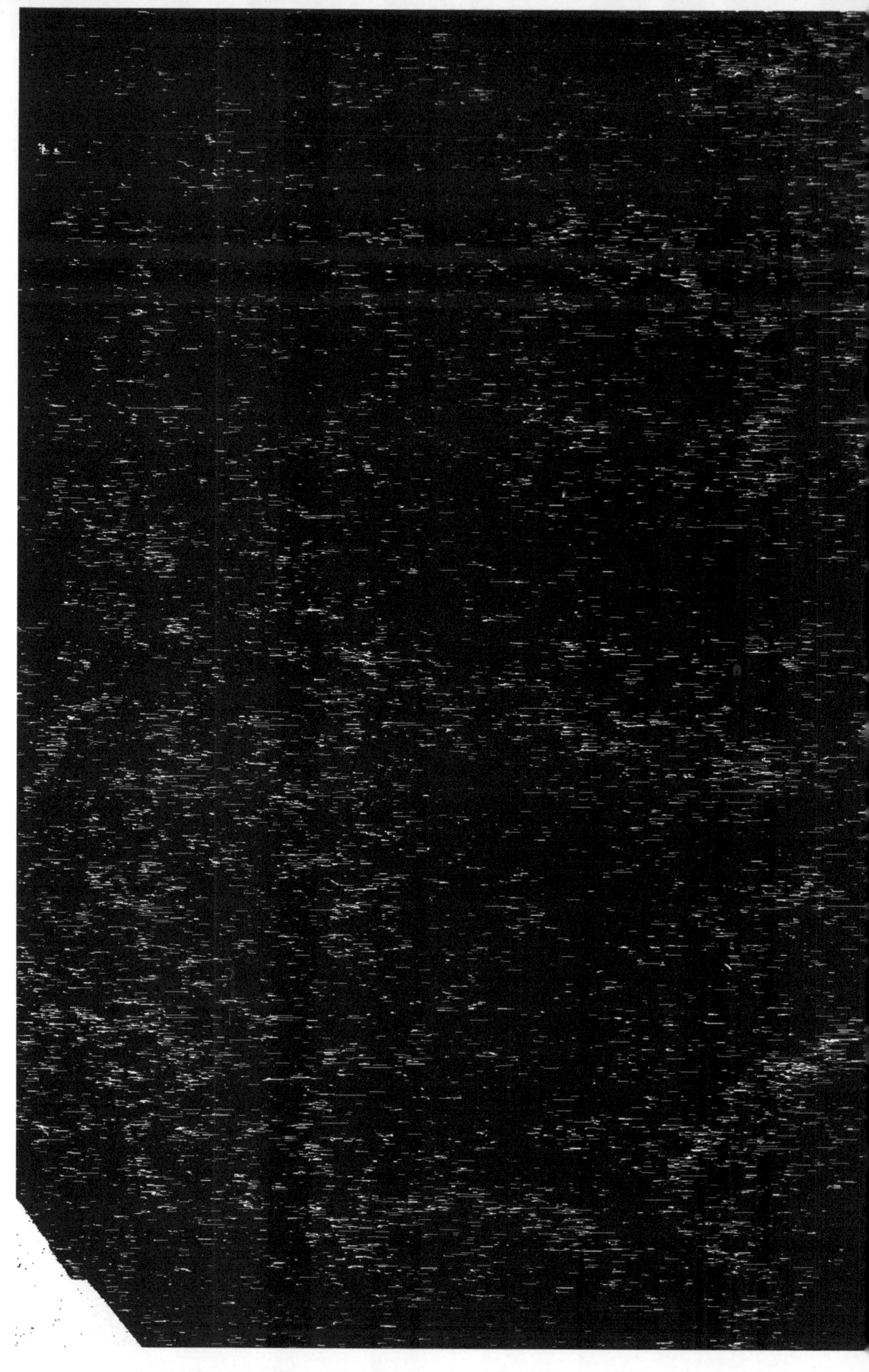

DES

MATIÈRES AMYLACÉES

ET SUCRÉES

LEUR ROLE DANS L'ÉCONOMIE.

PAR

Henri BYASSON

Docteur en médecine,
Pharmacien en chef de l'Hôpital du Midi,
Lauréat de la Faculté de Médecine de Paris, de l'École supérieure
de pharmacie et des hôpitaux,
Membre de la Société chimique et de la Société d'émulation
pour les sciences pharmaceutiques.

PARIS
LIBRAIRIE J.-B. BAILLIÈRE ET FILS,
19, Rue Hautefeuille, près le boulevard Saint-Geamain.

1873

DU MÊME AUTEUR :

Étude sur la relation qui existe à l'état physiologique entre l'activité cérébrale et la composition des urines (Epuisé).

Étude sur l'hydrate de chloral et le trichloracétate de soude, par MM. Byasson et Follet. Germer-Baillière (1871)

DES

MATIÈRES AMYLACÉES

ET SUCRÉES

LEUR ROLE DANS L'ÉCONOMIE.

INTRODUCTION.

En cherchant à suivre le développement scientifique de l'esprit humain, on est frappé par la manière régulière et constante avec laquelle il procède ; à l'origine, la constatation et l'observation de certains faits, plus tard l'expérimentation et la naissance de théories isolées, n'ayant entre elles aucune connexion marquée. Cette évolution nécessaire, inhérente à la nature même de notre pensée, est le plus souvent favorable au progrès, mais parfois l'arrête dans sa marche.

Bientôt les systèmes créés ne peuvent plus tenir dans leurs cadres les matériaux nouveaux sans cesse apportés par le travail, et la théorie s'effondre jusque dans ses fondations les plus solides en apparence ; enfin, vient un esprit vigoureux et synthétique qui saisit tous ces débris impérissables (car les faits scientifiques ne passent pas), les rassemble et reconstruit un nouvel édifice plus vaste, plus régulier, et dont les parties forment un tout harmonieux se reliant naturellement aux lois générales de la matière.

L'étude des matières amylacées et sucrées est un des nombreux sujets propres à inspirer de pareilles réfléxions.

L'amidon, nom formé par corruption du mot grec αμυλον, pour rappeler qu'il est préparé sans le secours des meules, a été la seule substance amylacée connue de l'antiquité, et qui était préparée avec différentes espèces de blés, soit par les Egyptiens, soit par les Crétois. Il faut arriver à la fin du XVIIe siècle pour trouver la première description de cette substance par Leuvenhœck, qui reconnaît les couches concentriques, la tache caractéristique, les grains composés, mais qui, malgré son génie, donne de tous ces faits une interprétation reconnue depuis erronée.

Un siècle environ plus tard, Fourcroy, dans plusieurs travaux chimiques, commence à caractériser l'amidon qu'il appelle fécule (de *fex* dépôt) expression par laquelle les apothicaires seuls désignaient la substance déposée par les sucs végétaux et le plus souvent de couleur verte; il rapproche cette substance de la cellulose, et la distingue des gommes par l'action de l'acide azotique.

Précédemment, Parmentier, dans son ouvrage intitulé: « Examen chimique de la pomme de terre, » était surtout arrivé à cette conclusion, que l'amidon est la partie vraiment nutritive des végétaux, et il montre qu'on peut l'extraire de plantes variées, en particulier du marron d'Inde, des glands, des racines de bryone, du glaïeul, des colchiques, de la fumeterre, des chiendents, etc.

En rappelant ces trois faits, notre intention n'est pas

de présenter un historique quelconque sur notre sujet, mais de montrer combien, à un siècle à peine de distance, grâce aux travaux les plus nombreux et les plus remarquables, le chemin parcouru a été considérable ; les mêmes considérations pourraient être faites sur les matières sucrées.

On désigne aujourd'hui sous le nom de matières amylacées des substances ternaires solides, amorphes, d'origine végétale ou animale, pouvant être représentées par du carbone uni à l'oxygène et à l'hydrogène dans les proportions de l'eau, offrant le plus souvent un certain degré d'organisation, et dont le caractère chimique, fondamental, est le dédoublement immédiat, avec absorption d'eau, en composés plus simples et moins condensés de même fonction chimique.

On donne le nom de sucres, matières sucrées, principes sucrés, à des substances ternaires d'origine végétale ou animale, composées de carbone, d'hydrogène, d'oxygène, solides ou liquides, presque toujours cristallisables, d'une saveur dite sucrée, jouant le rôle d'alcools, d'atomicité égale ou supérieure à cinq, et pouvant subir presque toutes, directement ou indirectement, la fermentation alcoolique.

Ces définitions, nous devons le reconnaître, peuvent prêter à la critique ; mais il est malaisé de définir nettement des corps qui ne forment pas par eux-mêmes un groupe chimique distinct. Les premiers, en effet, sont des hydrates de carbone qui rentrent dans la classe des polysaccharides, et notre définition comprendrait les gommes, la cellulose et les principes ligneux ; nous montrerons bientôt quels sont les caractères qui permettent de les différencier.

Quant aux matières sucrées, elles ne forment pas une famille naturelle isolée ; reliées d'une part aux alcools d'atomicité inférieure, de l'autre aux matières amylacées, elles forment une branche de cette vaste famille de composés, dont les premiers termes sont les alcools monoatomiques, et les derniers, par voie de condensation, les principes ligneux.

Jusqu'à présent, aucun de ces corps n'a pu être formé synthétiquement ; quelques-uns peuvent être préparés par des transformations chimiques appliquées à d'autres de la même famille ; mais, en définitive, nous les extrayons toujours des végétaux ou des animaux.

Par l'étude comparée de la fonction chimique et de la constitution des matières amylacées et sucrées, nous pourrons, en rapprochant quelques théories en apparence distinctes, faire prévoir dans quelle voie est probable leur synthèse ; mais nous formulerons ainsi une hypothèse appuyée, il est vrai, sur des faits certains, rentrant dans les lois générales, expliquant, jusqu'à un certain point, et groupant des phénomènes en apparence éloignés, sujette toutefois au seul contrôle des faits et de l'expérience.

Pendant longtemps, la production des matières amylacées et sucrées a été considérée comme un des caractères propres exclusivement aux végétaux ; le sucre de lait, ou lactose, était regardé comme une exception ; lorsque la présence d'autres sucres, en particulier de la glycose, fut signalée dans les liquides principaux de l'économie, non-seulement à l'état pathologique exceptionnel, mais encore à l'état physiologique normal, toutes les théories étaient unanimes à expliquer leur présence par des transformations de matières amylacées ou sucrées venues du dehors; on ignorait jusqu'à la possibilité de l'existence de l'amidon animal et de sa production dans la série de l'échelle des êtres organisés comme fait constant, et, en quelque sorte, universel.

Il était réservé à un physiologiste français, Claude Bernard, non-seulement de découvrir l'amidon animal ou glycogène, mais de montrer, malgré de nombreuses objections et même des contradictions apparentes, le rôle fondamental de cette substance dans la série des actes propres aux êtres organisés, et de relier ainsi par d'autres considérations le règne animal au règne végétal, dont les limites, si nettement établies par les grands naturalistes et philosophes français du dernier siècle, sont aujourd'hui tombées.

Dans l'ordre chimique, malgré un grand nombre d'autres travaux des plus remarquables, et, quoiqu'il soit difficile d'isoler les unes des autres les conceptions théoriques les plus fécondes, nous devons surtout à Berthelot les théories les plus précises sur les matières amylacées et sucrées, dans leurs rapports de fonctions, soit avec les composés de la même famille, soit avec ceux des classes voisines.

Dans l'ordre plus spécialement biologique, la classification des principes immédiats, le classement des matières amylacées et sucrées par Robin, classement qui tient compte des degrés d'organisation en rapport eux-mêmes avec la constitution chimique, la distinction de l'amidon vrai avec les corps dits amyloïdes, ont été des progrès des plus féconds.

Il nous a paru indispensable, dans une question de chimie médicale de ce genre, de présenter ces courtes considérations générales, dans le but, non de nous livrer à une dissertation vague, mais de montrer quel esprit général a inspiré notre travail. Si nous nous joignons sincèrement à ceux qui toujours demandent des faits, aucune science n'existerait s'ils n'étaient soigneusement classés et synthétisés ; nous espérons montrer, dans le cours de cette thèse, malgré la généralité du sujet, que leur étude précise est aussi notre préoccupation.

A ce propos, nous ne pourrions choisir un meilleur exemple que celui de la découverte, en 1814, de la coloration bleue prise par l'amidon sous l'influence de l'iode, par Gaultier de Claubry et Colin; quelle a été l'influence de cette réaction d'une sensibilité merveilleuse, non-seulement pour la découverte des substances amylacées, mais encore dans un très-grand nombre d'applications analytiques? Tous les savants sont unanimes à la proclamer des plus fécondes et l'invoquent comme une preuve qu'il n'y a pas, dans la science, de petit fait.

Nous aurions désiré pouvoir développer notre thèse chimique dans l'ordre ascendant, le plus naturel et souvent le plus facile; mais nous nous serions trouvé, dès le début, en présence de plusieurs inconnues, circonstance des moins favorables à une exposition précise. La formation des sucres les moins élevés dans la série est encore une question à résoudre; leurs transformations successives, malgré certains faits, n'est pas toujours réalisée par l'expérience; l'étude de leurs condensations en matières amylacées est synthétiquement moins avancée. Pour ces raisons, nous avons adopté l'ordre descendant, quoique moins rationnel, mais nous permettant de procéder du connu à l'inconnu. Notre exposition se trouvera également faite dans l'ordre que le sujet, posé comme il l'est, nous assignait.

La division de notre travail se dégage facilement de cet aperçu ; il ne peut entrer dans notre pensée de présenter une histoire chimique particulière complète des nombreux principes immédiats compris dans la division des matières amylacées et sucrées ; nous nous attacherons surtout aux faits ayant pour nous une véritable importance, soit par les déductions théoriques, soit par leur application à la recherche dans les végétaux et surtout dans la série animale des substances faisant l'objet de cette étude.

Nous insisterons, au point de vue des faits :

1° Sur la distinction entre le glycogène et les substances dites amyloïdes, désignation qui a amené et produit dans la science une certaine confusion ;

2° Sur la recherche des matières sucrées dans les liquides végétaux et animaux ;

3° Sur les rapports et les transformations des matières amylacées en matières sucrées ;

4° Sur les théories chimiques diverses, parfois éloignées en apparence, d'où nous chercherons à dégager, non une théorie nouvelle (une pareille prétention serait singulièrement déplacée), mais quelques aperçus qui les relieront dans ce qu'elles ont de fondamental.

Voici maintenant quel sera l'ordre de notre exposition :

1° Matières amylacées végétales ;

2° Matières amylacées animales ;

3° Leurs rapports et leurs différences, soit entre elles, soit avec les substances de même ordre ; leur recherche chimique dans la série végétale et animale ;

4° Leur transformation en matières sucrées ;

5° Matières sucrée; leur classification, leurs caractères fondamentaux;

6° Recherche et dosage des sucres dans les liquides végétaux et animaux;

7° Fonctions et constitution chimique des matières amylacées et sucrées; théorie sur leur production synthétique;

8° Leur rôle dans l'organisme.

9° Conclusions générales.

Dans un travail rapide comme le nôtre, où la méthode d'exposition et l'enchaînement des matériaux nombreux doivent être une des principales préoccupations, nous ne pourrions songer à nous livrer à un travail mécanique, dont nous reconnaissons la haute importance, mais dont il nous serait impossible de vérifier l'exactitude; nous voulons parler de la bibliographie, et ici, qu'il nous soit permis de formuler un desideratum. Il serait temps qu'un ou plusieurs hommes courageux se missent à l'œuvre, pour doter les savants de tables générales, indiquant, pour chacune des branches de la science, les mémoires originaux publiés à part, ou reproduits par nos recueils périodiques. On leur éviterait ainsi une grande perte de temps, et on leur permettrait de se faire, dans chaque ordre de questions, une sorte de conspectus méthodique, bien préférable à l'ordre chronologique.

Nous indiquerons toutefois quels sont les savants, dont les travaux nous ont principalement servi, et, dans le cours de notre exposition, nous rapporterons autant que possible les faits importants à leurs auteurs.

Pour les matières amylacées, au point de vue de la

structure physique, des réactions chimiques et des transformations dans l'économie, nous citerons les travaux de Gay-Lussac, Thénard, Biot, Chevreul, Raspail, Liébig, Persoz, Dumas, Trécul, Gris, Duchartre, Sachs, Claude Bernard, Bouchardat, Mialhe, Rouget, Poggiale, Béclard, Longet, Robin, Pelouze, Frémy, Lehmann, Gallois, Béchamp, Wurtz, Berthelot, Gorup-Besanez, Brücke, Kühne, Rudneff et Musculus.

Pour les sucres, nous ajouterons aux travaux de la plupart des auteurs précédents, ceux de Dubrunfaut, Maumené, Buignet, Pasteur, Hlasiwetz et Habermann.

Nous reconnaissons tous les inconvénients d'une indication si peu précise, où l'ordre chronologique n'a pas été respecté; mais une bibliographie à peu près complète nous ayant paru impossible à faire dans des limites de temps aussi restreintes, et, consulter tous les travaux que nous aurions inscrits étant au-dessus des forces humaines, il nous a paru plus sincère de dire comment nous avons procédé; présenter avec quelques détails l'histoire chimique des composés les plus importants, montrer les rapports, les différences, les transformations fondamentales de l'ensemble des matières amylacées et sucrées, tel est, dans un sujet aussi général, notre but principal.

CHAPITRE PREMIER.

MATIÈRES AMYLACÉES VÉGÉTALES.

Les substances rangées ordinairement parmi les matières amylacées végétales, sont : l'Amidon, la Cellulose, l'Inuline, la Lichénine, la Dextrine, l'Arabine, la Bassorine, et parmi les matières amylacées animales, le Glycogène, la Tunicine et le Paramylon.

Il existe certainement de nombreux rapports chimiques entre ces substances; mais les différences sont également considérables, comme nous le montrerons, tant au point de vue des caractères chimiques, que des caractères physiques. Il est donc impossible de ne pas les envisager dans leur ensemble; nous considérerons, comme rentrant plus spécialement dans notre sujet, l'amidon d'une part, le glycogène de l'autre; et nous en présenterons l'histoire chimique avec quelque détail, les autres composés n'étant envisagés que dans les considérations générales.

Dans le langage vulgaire, on désigne plus spécialement sous le nom de fécule la substance amylacée extraite des parties souterraines des plantes, et sous celui d'amidon la même matière extraite plus spécialement des graines. Ces deux expressions, qui avaient leur raison d'être à une époque où ces deux origines étaient à peu près les seules reconnues, sont aujourd'hui, surtout en chimie, regardées comme synonymes.

L'amidon est une substance blanche amorphe, pulvérulente, variable quant à la forme, les dimensions et la structure des grains dont elle est formée.

Ce corps est sans odeur et sans saveur, insoluble dans l'eau, l'alcool, l'éther, d'une densité égale à 1,505 à 20°; à l'abri de la lumière et de l'humidité, il se conserve indéfiniment.

Il se forme dans les cellules végétales avec les parois desquelles il ne contracte jamais aucune adhérence, et aux dépens, soit du protoplasma, soit du nucléus, selon Trécul et Gris ; le plus souvent, une cellule renferme plusieurs grains.

A l'exception des organes des végétaux en voie de formation, tels que les dernières ramifications des racines, le bourgeon, et d'un très-grand nombre de graines oléagineuses, telles que la noix et l'amande, la matière amylacée se rencontre dans toutes les parties des végétaux. Certains de ceux-ci jouissent de la propriété d'emmagasiner une proportion plus considérable d'amidon, et, ces réservoirs de nourriture destinés toujours à suffire aux nécessités d'évolutions organiques ultérieures, sont souvent ceux que l'homme s'approprie pour ses besoins. Nous donnons ici, en le disposant sous forme de tableau, d'après Duchartre, les plantes principales, utilisées plus spécialement à la surface du globe.

PARTIES de la PLANTE.	NOMS des PLANTES.		CONTRÉES où elles sont plus particulièrement utilisées.
1° **Graines.**	Blé.	Triticum.	Régions tempérées de l'Europe, de l'Asie, de l'Afrique, et de l'Amérique.
	Orge............	Hordeum.	
	Seigle..........	Secale.	
	Avoine.........	Avena.	
	Blé noir ou sarrazin...........	Fagopyrum.	
	Graines des légumineuses......		
	Maïs...........	Zea.	Amérique.
	Riz.............	Oryza.	Régions chaudes de l'Europe et de l'Asie.
	Teff.	Poa.	Afrique.
	Dourra.........	Sorghum.	
	Tocusso.........	Eleusine.	
	Murroa.........	Eleusine.	Indes.
	Bujera..........	Penicillaria.	
	Amarantes.......	Amarantus.	Cordillières.
	Quinoa.........	Chenopodium.	
2o **Fruits.**	Bananes.........	Musa.	Zône torride de l'Asie et de l'Amérique.
3° **Tiges.**	Palmier.........	Metroxylum.	Brésil, Indes, Océanie.
	Sagoutier.......	CaryotaArenga	
4° **Parties souterraines.**	Pomme de terre..	Solanum.	Europe et Amérique.
	Batate..........	Batatas.	Amérique (régions équatoriales).
	Ignames........	Dioscorea.	Amérique du Sud.
	Colocase........ / Tara..........	Colocasia.	Indes.
	Pia	Tacca.	Océanie.
	Manioc........ / Juca ou tapioca	Manihot.	Amérique (région équatoriales).
	Arrow-root.......	Maranta.	Antilles.

Pour extraire l'amidon, on divise aussi complètement que possible les organes végétaux dans lesquels il est contenu, de façon à rompre les cellules; on les réduit en pâte ou en pulpe, que l'on soumet, en malaxant ou agitant, à un filet d'eau continu tombant sur un tamis qui arrête la plus grande partie des débris étrangers. Par le repos, l'eau laisse déposer les matières amylacées entraînées mécaniquement ; on soumet à plusieurs lavages opérés par décantation ; on laisse égoutter et on fait bouillir avec une solution alcoolique faible de potasse qui dissout la petite quantité de matière grasse ; la substance déposée et lavée de nouveau à l'eau distillée jusqu'à réaction neutre, puis convenablement séchée, n'est autre que l'amidon.

Examinée au microscope, cette substance paraît formée de grains de formes et de dimensions très-variées suivant leur origine, le plus souvent ovoïdes, présentant près de la petite extrémité une tache brillante autour de laquelle sont tracées des lignes concentriques irrégulières ; l'explication de cette apparence physique a donné lieu à de nombreuses interprétations dont les principales sont dues à Leuvenhoeck, Raspail, Fritsche, Payen, Nœgeli et Trécul. Il paraît établi que le hile appelé aussi noyau, n'est point un orifice de communication par où la matière amylacée pénètre dans l'intérieur du grain, que les couches superposées et formées successivement de dehors en dedans circonscrivent une cavité très-petite, et diminuent de cohésion de la circonférence au centre.

Les artifices auxquels on a recours pour l'observation microscopique, tels que l'emploi de la chaleur et de l'alcool, donnent lieu à des ruptures irrégulières se produisant dans la partie la moins épaisse des couches, c'est-à-dire au voisinage du noyau. L'étude de la résorption de la matière amylacée dans les plantes, a montré que ces différentes couches se détruisaient le plus souvent inégalement.

Règle générale, les organes des plantes dont la végétation est peu active, telles que la tige de nos arbres, renferme de l'amidon plus compacte et d'une structure plus uniforme.

Les grains présentent des particularités nombreuses de forme, de dimension, d'agrégation, utiles à connaître dans beaucoup de cas pour le chimiste et que nous réunissons dans les tableaux suivants :

I. *Différentes formes d'après Duchartre :*

1° Grains simples.	A contour ovale ou arrondi.	Sans noyau visible.	Très-petits, arrondis. Ex. : presque partout dans les plantes, même dans le bois en hiver.
		A noyau petit et arrondi.	Gros, ovoïdes, généralement un peu plus étroits vers un bout. Ex. pommes de terre.
			Moyens, lenticulaires, à lignes concentriques peu visibles. Ex. : blé, seigle, orge.
		A noyau allongé et étroit.	Gros ou moyens, ovales, un peu déprimés. Ex. : haricot, pois, fève.
	Anguleux ou polyédriques.		Polyédriques plus ou moins arrondis d'un côté. Ex. : maïs.
			Très-petits, polyédriques, à arrêtes vives. Ex. : riz.
2° Grains composés.	Sans noyau visible.		Formés de deux à quatre grains élémentaires Ex. : arrow-root des Antilles (Schleid).
	A noyau visible.		Formés de deux à quatre grains élémentaires à noyau petit et arrondi. Ex. : tapioca.
			Formés de plusieurs petits grains élémentaires disposés comme autour d'un plus gros. Ex. sagou.

II. *Grosseur en millièmes de millimètre de différents grains d'amidon, d'après Payen et Trécul :*

Tubercules des grosses pommes de terre de Rohan. . .	185,0
Racine de Colombo (Menispermum palmatum).	180,0
Rhizomes volumineux du Canna gigantea.	175,0
Rhizomes volumineux du Canna discolor.	150,0
Rhizomes volumineux de Maranta arundinacea (arrow-root du commerce).	140,0
Plusieurs variétés de pommes de terre	140,0
Bulbes de lis.	115,0
Sagou importé.	75,0
Graines de grosses fèves.	70,0
Graines de lentilles	67,0
Graines de haricots.	63,0
Graines de gros pois.	50,0
Fruit du blé blanc.	50,0
Sagou non altéré (fécule de la moelle blanche du sagouier.	45,0
Tubercules de patates.	45,0
Tubercules d'orchis latifolia et bifolia.	45,0
Fruit du gros maïs (blanc, jaune et violet).	30,0
Fruit du sorgho rouge.	30,0
Tige du Cactus brasiliensis	20,0
Fruit du Panicum italicum	16,0
Tige d'Echinocactus erinaceus (de serre).	12,0
Tige d'Opuntia tuna et Ficus indica.	10,0
Fruit du gros millet (Panicum miliaceum).	10,0
Tige de Cactus (Mamillaria discolor).	8,0
Écorce d'Ailantus glandulosa.	8,0
Racine de panais	7,5
Graine de betterave.	4,0
Graine de Chenopodium quinea	2,0

La matière amylacée végétale, quelle que soit son origine, peut être transformée en grains uniformes ainsi que l'a montré Jacquelin; il suffit de la chauffer dans un autoclave avec excès d'eau à la température de 150°. Par le refroidissement, des grains uniformes de deux millièmes de millimètre se déposent; au microscope ces grains paraissent formés d'une mass amorphe et ressemblent à la substance amylacée qu l'on rencontre dans certains bois.

Les grains d'amidon observés au microscope et tra versés par un faisceau de lumière polarisée, présenten lorsqu'on interpose entre eux et l'œil un cristal de Spat d'Islande, une croix noire dont les branches formen entre elles un angle aigu et se croisent aux hiles; cett propriété découverte par Biot n'existe pas ou n'est pa perceptible dans les grains de très-faible dimension selon Hoffmeister et Trécul. . . . . .

Cette propriété n'est pas réellement caractéristique d l'amidon; elle est le résultat de la structure lamellaire et diverses substances disposées par couches concen triques et douées de transparence peuvent la présenter

La formule brute de l'amidon séché dans le vide à 12(correspond à $C^{12} H^{10} O^{10}$, qui doit, comme nous le dé montrerons, être triplée $C^{36} H^{30} O^{30}$; mais il jouit de l propriété de retenir énergiquement des quantités d'ea variables.

D'après Payen, séché dans le vide sec à 15°, il retie 10 0/0 d'eau et sa composition correspond à la formu $C^{12} H^{10} O^{10}$, HO; séché à l'air d'une hygrométrici égale à 0,6, à la température de 20°, il renferm 18,18 0/0 d'eau, $C^{12} H^{10} O^{10}$,3 HO; séché à l'air satu d'humidité, à 20°, il renferme 35,71 0/0 d'ea $C^{12} H^{10} O^{10}$, 9 HO; égoutté sur des plaques de plâtr il retient 45,45 0/0 d'eau, $C^{12} H^{10} O^{10}$, 14 40; dans c dernier état, il constitue la fécule verte du commerc

Scheibler ayant reconnu que l'alcool à 85°,75 enleva à l'amidon une certaine proportion d'eau, a fondé su cette propriété une méthode rapide pour l'évaluation c l'eau, savoir : la détermination de la densité de l'alcool avant et après son action sur la matière amylacée ; un aréomètre spécialement construit à cet effet, dispense de recourir à l'emploi des tables.

Broyé pendant longtemps avec de l'eau froide, l'amidon se dissout en petite quantité. Dans l'eau chauffée à 70°, il gonfle et augmente de 25 à 30 fois son volume primitif; si la quantité d'eau est insuffisante, les grains se soudent entre eux, et forment l'empois.

Bouilli dans une grande quantité d'eau, une forte partie s'y dissout; en précipitant par l'alcool en grand excès, on obtient une poudre blanche amorphe, n'ayant plus la structure du grain primitif; sous cette forme, il est soluble dans l'eau froide, dévie le plan de polarisation ($\alpha = + 211°$), et porte le nom d'amidon soluble. Sa composition centésimale est restée la même.

On peut opérer plus rapidement et plus complètement cette transformation avec le chlorure de zinc, ou l'acide sulfurique.

Sous l'influence de la chaleur, l'amidon ne commence à s'altérer que vers 200° ; toutefois, maintenu longtemps à 100°, il se transforme en amidon soluble.

Vers 160° il se convertit en dextrine ; à 210° il donne de la pyrodextrine, matière solide brune, cassante, formant avec l'eau des dissolutions visqueuses ; en continuant à élever la température en vase clos, on obtient par distillation les acides carbonique et acétique, plusieurs carbures d'hydrogène, des huiles empyreumatiques, et il se dépose un résidu de charbon léger peu aggloméré ; au contact de l'air, il se ramollit, se gonfle, noircit et s'enflamme.

La matière amylacée mise en contact avec l'iode, en

solution aqueuse ou alcoolique faible, forme un iodure d'une belle coloration bleue; la réaction se produit même avec une très-faible quantité de cette substance $\frac{1}{400000}$), et n'est pas masquée par un excès de réactif.

L'iodure formé, chauffé dans l'eau vers 65°, perd sa coloration et la reprend par le refroidissement; on peut répéter un grand nombre de fois cette transformation, mais l'intensité de la couleur va en diminuant, et il vient un moment où elle ne se manifeste plus. L'iodure bleu préalablement desséché ne se décolore pas, même à 160°.

Un grand nombre de chimistes se sont occupés de l'explication de ces faits; Payen regarde l'iodure d'amidon comme une combinaison définie; par l'effet de la chaleur, l'iode se volatilise, et finit par disparaître complètement.

Guichard admet l'existence d'un iodure incolore, dont la combinaison avec l'iode donnerait l'iodure bleu. Suivant Personne (et son opinion se trouve en quelque sorte corroborée par les travaux récents de Duclaux), la formation de l'iodure d'amidon est physique; c'est une laque contenant des proportions variables d'iode, qui se distribue entre la matière amylacée et le liquide dissolvant; par la chaleur et l'action de l'iode, l'amidon passe successivement à l'état soluble; quand la transformation est complète, il ne peut plus y avoir de coloration. Dans ces phénomènes de coloration et de décoloration successives, une partie de l'iode passe à l'état d'acide iodhydrique.

L'iodure bleu d'amidon est en partie soluble dans l'eau, précipitable de sa solution par addition de sulfate de soude ou de chlorure de calcium. Nous indiquerons plus loin quelles sont les précautions particulières qu'il convient de prendre pour donner à la réaction précédente toute sa sensibilité.

L'action des alcalis est variable suivant les conditions dans lesquelles elle s'exerce : en solution aqueuse concentrée, la potasse et la soude en ébullition désorganisent et dissolvent la matière amylacée. Si l'action n'a pas été prolongée pendant trop longtemps, l'acide acétique précipite de la liqueur, une substance blanche pulvérulente, différente par sa solubilité de l'amidon soluble, mais possédant le pouvoir rotatoire et la réaction de l'iode. Les solutions alcalines faibles à 2 ou 3 centièmes, agissent en favorisant la formation de l'empois; mais, si l'action est longtemps continuée, le résultat est le même que celui que nous venons de signaler. Chauffé avec quatre fois son poids des mêmes alcalis hydratés, l'amidon subit une décomposition complète, dont les produits principaux sont l'hydrogène, et les acides formique, acétique, oxalique et carbonique. Les proportions d'acides formés varient suivant la quantité d'alcali et la durée de l'action.

A la température de 150°, en vase clos, la solution d'ammoniaque transforme l'amidon en une substance azotée solide, brune et amère (Schutzenberger). Blondeau a décrit l'amidiaque, base faible formée d'équivalents égaux d'amidon et d'ammoniaque.

L'eau de baryte et l'eau de chaux précipitent de ses solutions aqueuses l'amidon soluble, en formant des combinaisons qui correspondent à l'union d'équivalents égaux.

L'action de l'oxyde de cuivre, étudiée par Payen, mérite d'être signalée à cause de l'emploi fréquent que l'on fait du réactif de Schweitzer, pour distinguer les matières cellulosiques qui se rattachent à la substance amylacée par tant de côtés. Sous l'influence de vingt fois son volume d'oxyde de cuivre ammoniacal, l'amidon se gonfle et se transforme en une véritable laque occupant environ dix fois le volume primitif; par des lavages à l'ammoniaque, l'oxyde de cuivre peut être enlevé complètement; mais l'amidon est lui-même transformé en grande partie en amidon soluble, et se trouve entraîné.

L'oxydation de l'amidon, par les procédés ordinaires de la chimie (acide nitrique, peroxyde de manganèse et acide sulfurique, permanganate de potasse, etc.), peut donner, suivant qu'elle est énergique ou ménagée, exercée rapidement ou lentement, des produits variables, et qui sont les acides propionique, acétique, métacétique, formique, oxalique, carbonique, du furfurol et de l'eau. Règle générale : les acides oxalique et carbonique sont formés principalement, les autres composés n'étant produits que dans certaines conditions, et toujours en petite quantité.

Sous l'influence combinée du chlore et de l'oxygène, sans excès d'alcali (hypochlorite de chaux), la matière amylacée est transformée complètement, en eau et en acide carbonique; avec un excès de chaux, une partie de l'acide formique passe à l'état de formiate de chaux, fait qui démontre que l'oxydation se produit successivement; sous l'influence oxydante d'un mélange d'acide chlorhydrique, et de peroxyde de manganèse, l'amidon fournit, outre les acides formique et carbonique, des quantités assez notables de chloral.

En présence des acides, la matière amylacée donne

ou bien des combinaisons définies, véritables éthers composés, ou bien des produits de dédoublement. L'acide sulfurique concentré, agissant à froid, donne une substance blanche très-soluble, mais peu stable, se décomposant rapidement à 100°, ou lentement sous l'action de l'eau; la composition de l'acide amido-sulfurique n'est pas bien établie.

On a décrit deux combinaisons de l'acide nitrique avec l'amidon, et deux modifications de ces combinaisons; une seule est stable et bien définie, c'est la xyloïdine de Braconnot ou pyroxam, correspondant à la formule $C^{36}H^{27}(AzO^4)^3O^{30}$. Pour la préparer, on délaie une partie d'amidon dans huit parties d'acide azotique fumant, et on agite jusqu'à formation d'une pâte homogène; on ajoute alors environ trente fois son poids d'eau, et en continuant à agiter, on voit une substance blanche se précipiter; cette substance est lavée à l'eau, puis dissoute dans l'acide acétique concentré, d'où on la précipite par l'eau en excès; on lave encore à l'eau puis à l'alcool, et on fait sécher.

La xyloïdine est explosible; mise en contact avec du protochlorure de fer, elle dégage de bioxyde d'azote et régénère de l'amidon soluble.

En chauffant vers 140° une partie d'amidon avec trois parties d'anhydride acétique, Schutzenberger a obtenu une substance blanche correspondant à la formule suivante : $C^{12}H^7(C^4H^3O^2)^3O^{10}$, ou à cette formule triplée, et qu'il appelle amidon triacétique; ce composé saponifiable rapidement, par la potasse étendue à la température de 100°, régénère de l'amidon soluble; il jouit du pouvoir rotatoire $\alpha = 120°,8$, qui correspond assez exactement au chiffre déduit théoriquement de celui de l'amidon soluble; c'est le terme de substitution le plus élevé qu'on ait pu obtenir.

Sous l'influence des acides minéraux étendus, et en particulier de l'acide sulfurique, la matière amylacée subit une métamorphose de denoublement des plus remarquables et qui constitue le fait le plus saillant de son histoire; cette transformation consiste dans la production de dextrine et de glycose, en vertu de l'équation suivante : $C^{36} H^{30} O^{30} + H^{2} O^{2} = C^{24} H^{20} O^{20} + C^{12} H^{12} O^{12}$; mais, ce dédoublement peut s'opérer par l'action d'un très-grand nombre de substances et en particulier, de la diastase, de la salive, du suc pancréatique et du ferment soluble de la levure.

Tous ces faits, qui ont donné lieu aux travaux les plus étendus, feront l'objet d'un chapitre spécial; ils ne sont pas, en effet, caractéristiques de la matière amylacée végétale, et sont communs, sauf quelques modifications à l'amidon animal et aux celluloses végétales et animales, dont nous ne ferons pas une histoire chimique spéciale, mais dont nous traiterons, au point de vue de ces métamorphoses et de la constitution chimique.

Nous donnons dans le tableau suivant, les caractères principaux des matières comparables aux principes amylacés, pour faciliter la comparaison de certaines de leurs propriétés :

VÉGÉTALES.	PROVIENNENT.	après dessiccation	L'EAU FROIDE.	lumière polarisée.	L'IODE.	et de ferments spéciaux	par l'Acide azotique.
Amidon $C^{36}H^{30}O^{30}$.	Organes constitués de tous les végétaux.	Grains arrondis blancs, à tache brillante et à couches concentriques.	Insoluble.	Croix noire, branches à angle aigu. Polarisation lamellaire. (Pour l'amidon soluble, $\alpha = + 211°$.	Coloration bleue intense.	Dextrine et glycose.	Acides saccharique, carbonique; eau.
Inuline $C^{36}H^{30}O^{30}$.	Parties souterraines, de l'aunée et d'autres plantes.	Grains blancs amorphes.	Un pen soluble; devient transparente.	$\alpha = - 34°,4$, variable selon les plantes.	Coloration jaune.	Dextrine et lévulose.	Idem.
Dextrine $C^{24}H^{20}O^{20}$.	Exsudations de plusieurs plantes Manne du frêne. — du tilleul — du sinaï.	Grains jaunâtres amorphes.	Très-soluble.	$\alpha = + 138°,7$.	Coloration pourpre.	Glycose.	Idem.
Lichenine $C^{36}H^{30}O^{30}$.	Lichens.	Masse jaunâtre translucide.	Gonflée et dissoute en partie, sous forme de gelée.	$\alpha = 0$.	0	Un isomère de la glycose.	Idem.
Arabine $C^{24}H^{20}O^{20}$.	Beaucoup de légumineuses et de rosacées; altérations des matières cellulosiques.	Blanche, amorphe aspect vitreux.	Très-soluble.	$\alpha = 0$.	0	Galactose.	Acide mucique.
Bassorine $C^{36}H^{30}O^{30}$.	Cactus, Astragales	Blanche, amorphe	Gonflée et transformée en gelée.	$\alpha = 0$.	0	un isomère de la glycose.	Idem.

CHAPITRE II.

MATIÈRE AMYLACÉE ANIMALE.

La seule matière amylacée animale vraie, est le Glycogène. Le Paramylon et surtout la Tunicine doivent être rattachés et nous en dirons quelques mots ; mai ils appartiennent aux matières cellulosiques, produit plus condensés.

Dès 1853, Claude Bernard, par une série d'expériences remarquables, établissait que les animau comme les végétaux, avaient la faculté de produire d sucre, et que cette fonction était localisée dans le foie

Quatre ans plus tard, le 23 mars 1857, il annonçai qu'il était enfin parvenu à isoler la matière dont l'existence, dans le tissu du foie, était nécessaire à l'explication des phénomènes chimiques très-nombreux contrôlé par plusieurs expérimentateurs et, en particulier, pa Hensen.

Les difficultés nombreuses que présente la préparation du glycogène, les circonstances spéciales de s transformation en glycose, certains faits expérimentau dont l'interprétation était erronée, tout devait contribuer à susciter de nombreux adversaires, non-seulement au point de vue de l'existence même de l'amido animal dans le foie, mais de la théorie physiologiqu nouvelle. Malgré toutes les objections, la nouvelle découverte, si importante, non-seulement pour la chimie mais surtout pour la physiologie générale, est restée debout, mieux établie que jamais.

Nous suivrons pour l'histoire chimique du glycogène un ordre à peu près parallèle à celui que nous avons adopté pour celle de l'amidon végétal.

L'existence de l'amidon animal se rattachant comme dans les végétaux à une fonction générale, devait être reconnue non-seulement dans le foie, où elle est localisée lorsque le développement organique est complet, mais dans d'autres organes, et aussi dans toute l'échelle des êtres organisés; si cette question n'est pas aussi avancée que pour les végétaux, elle présente cependant un certain ensemble que nous allons essayer de résumer d'après les leçons de Claude Bernard. On trouve du glycogène :

Sur la face interne de la membrane amniotique des ruminants;

Entre le placenta maternel et le placenta fœtal des rongeurs;

Muscles et poumons du fœtus, et plus tard dans le foie;

Cicatricule de l'œuf des oiseaux, et plus tard, membrane du sac vitellin;

Foie des oiseaux, à partir des 5 ou 6 derniers jours de l'incubation;

Foie des carpes;

Foie des batraciens et des reptiles;

Foie des mollusques, et sur le trajet des vaisseaux;

Bourrelet portant la couronne de cils vibratiles des jeunes huîtres;

Foie et périphérie du corps, sous la tunicine avant et pendant la mue, chez les crustacés;

Larves des articulés;

Articulés à l'état parfait;

Entozoaires.

Le glycogène est préparé de la façon suivante : le foie d'un animal vigoureux (chien ou lapin), tué brusquement, est divisé en petits fragments qu'on laisse tomber dans l'eau bouillante, pour précipiter le ferment qui agirait rapidement en transformant le glycogène en glycose. Les fragments sont retirés de l'eau et broyés dans un mortier avec du charbon animal qui retient les matières albuminoïdes et colorantes; on fait bouillir cette pulpe avec environ cinq fois son poids d'eau pendant dix minutes; on filtre et l'on délaie le résidu avec de nouvelle eau; le liquide opalin ainsi obtenu, renferme la matière glycogène. En ajoutant de l'alcool, une masse floconneuse blanchâtre se précipite et se dépose.

Après avoir décanté le liquide surnageant, on fait bouillir le glycogène brut avec une solution de potasse au 100e, on neutralise par l'acide acétique, et l'on précipite de nouveau par l'alcool; enfin, le dépôt blanc obtenu est lavé à l'alcool concentré et à l'éther.

Le glycogène ainsi préparé constitue une poudre blanche amorphe, pouvant se conserver indéfiniment à l'abri de l'humidité; sa saveur rappelle un peu celle de la dextrine.

Examinés dans l'échelle animale, les grains ne sont pas de grosseur uniforme; elle va en augmentant dans les animaux inférieurs.

Le caractère fourni par la lumière polarisée, et que nous avons signalé dans l'amidon végétal, ne s'observe nettement, d'après Balbiani, que sur les grains un peu volumineux des chenilles des vers à soie.

La composition centésimale du glycogène a été établie par Pelouze; Berthelot d'après ses réactions, le place entre l'amidon végétal et la dextrine, et lui assigne la formule $C^{24}H^{20}O^{20}$, correspondant à l'état anhydre; desséché à l'air sec, à 20°, il retient environ 12 p. 0/0 d'eau, et correspond alors à la formule $C^{24}H^{20}O^{20},2H^{2}O^{2}$.

Le glycogène est soluble dans l'eau, et fournit une liqueur opalescente déviant fortement à droite la lumière polarisée; sous l'influence du temps et des rayons solaires, il se dédouble en glycose.

L'iode en solution aqueuse, le colore en violet-rougeâtre, couleur intermédiaire entre celles que prennent l'amidon végétal et la dextrine; l'iodure de glycogène chauffé se décolore et reprend sa coloration par le refroidissement.

La potasse, en solution aqueuse froide, n'altère pas le glycogène, mais elle rend ses solutions transparentes; l'amidon animal dissout des quantités notables d'oxyde de cuivre, et les solutions sont bleues.

L'acide nitrique froid concentré dissout le glycogène, et, par addition d'eau, on obtient une substance blanche explosible, analogue à la xyloïdine.

A chaud, le même acide transforme le glycogène en acides oxalique et carbonique, et en eau.

Il est probable que les agents oxydants doivent donner des réactions parallèles à celles qui se produisent avec l'amidon végétal.

Schutzenberger, par l'action de l'anhydride acétique

en excès, à 155°, a préparé le glycogène triacétique, auquel il assigne la formule $C^{12}H^{7}(C^{4}H^{3}O^{2})^{3}O^{10}$.

L'acide sulfurique étendu transforme l'amidon animal en dextrine d'abord, puis en glycose; la dextrine n'a pas été isolée, mais elle dévie à droite la lumière polarisée. Stscherbakoff, par l'action méthodique de cet acide, est parvenu à isoler quatre substances glycogéniques, variant entre elles par le pouvoir rotatoire, et qui paraissent être de l'amidon animal à des états isomériques différents.

Le ferment hépatique, probablement analogue à la diastase contenue dans l'extrait de foie, la salive, le suc pancréatique, le sérum du sang, convertissent successivement le glycogène en dextrine et en glycose.

Paramylon. — Le paramylon, découvert par Gottlieb dans un infusoire (Euglena viridis), se présente sous la forme de grains très-petits, compacts; il offre la composition centésimale de l'amidon, mais ne présente aucune de ses réactions; par l'action de l'acide chlorhydrique concentré, il se produit une glycose fermentescible.

TUNICINE.

En 1845, Schmidt découvrit, dans le manteau de divers Tuniciens et Ascidiens, une substance ternaire qu'il nomma Tunicine; Lœwig et Kölliker confirmèrent cette importante découverte. Berthelot établit sa place dans la série des hydrates de carbone, et démontra que cette substance est encore plus condensée que la cellulose végétale. Sa formule centésimale est $C^{12}H^{10}O^{10}$, mais la formule vraie correspond à un multiple inconnu et certainement supérieur à 5, de la formule centésimale.

Nous rappellerons ici, que dans cet ordre de recherches, Schmidt avait été précédé par la découverte faite en 1823 par Odier, de la chitine, qui forme le trame organique du test des articulés. Cette dernière n'a jamais pu être complètement débarrassée de l'azote, et vient se placer entre certaines substances albuminoïdes (fibrine concrète) et la tunicine.

On prépare la tunicine en faisant bouillir l'enveloppe des mollusques tuniciens, avec de l'acide chlorhydrique dont on augmente successivement la concentration, puis avec de la potasse ; la substance blanche amorphe, insoluble dans l'eau, qui résulte de ce traitement et de nombreux lavages à l'eau, est la Tunicine; elle présente, sous l'aspect de minces membranes, la forme extérieure des organes qui l'ont fournie.

Voici, sans entrer dans les détails, les faits principaux de son histoire. Son altération sous l'influence de l'eau est beaucoup plus lente que celle des matières cellulosiques végétales ; la solution aqueuse d'iode produit une coloration jaune peu marquée.

La Tunicine, préalablement désagrégée par l'acide sulfurique, donne avec l'iode naissant, dégagé de l'iodure de potassium, une coloration violette bien marquée; le réactif de Schweitzer la dissout, mais plus lentement que la cellulose. Les acides la précipitent de cette solution (Schœfer); mais elle est alors modifiée et devient soluble dans l'acide chlorhydrique. Le fluorure de bore, qui désorganise si rapidement la cellulose, n'agit pas à froid sur la tunicine.

Pour obtenir la transformation de la tunicine en gly

cose, l'action de l'acide sulfurique concentré, suivie de l'ébullition dans l'eau, est nécessaire.

Tous ces faits démontrent une analogie évidente de la tunicine avec la cellulose et par suite avec les matières amylacées, mais aussi une condensation beaucoup plus complète et une stabilité plus grande dans la structure moléculaire.

Cette étude rapide des véritables substances amylacées végétales et animales, nous conduit à présenter quelques considérations chimiques sur les substances dites amyloïdes, dont la connaissance, malgré des travaux très-nombreux, est encore aujourd'hui si obscure.

Après avoir pris connaissance des travaux de Virchow, Fricdreich, Hoppe-Seyler, Gorup-Besanez, Kühne, Rudneff, Carter, Rouget, William Dickinson, Kybler, il en est résulté pour nous, au point de vue chimique, la conviction que ces substances n'ont aucun rapport avec les vraies matières amylacées. Toutes les fois que la matière amyloïde a été isolée, l'analyse élémentaire y a démontré la présence de l'azote ; la réaction par l'iode, obtenue par les moyens les plus variés (ce qui prouve la difficulté qu'on a pour la mettre en évidence), appartient aussi aux matières albuminoïdes concrétées. L'action de la lumière polarisée, parfois reconnue sur un certain nombre de ces concrétions, prouve une structure lamellaire, une succession de dépôts que les substances les plus dissemblables peuvent produire. Un certain nombre de réactions démontre la présence de sels minéraux ; d'autres, en dehors de l'analyse élémentaire, la nature albuminoïde de ces dépôts.

N'est-il pas manifeste d'ailleurs que les partisans de la nature amylacée de ces concrétions ont aujourd'hui la préoccupation manifeste, non de soutenir cette analogie de composition chimique, mais de préciser les caractères propres et exclusifs de ces substances : ils n'y sont pas parvenus.

Reste la question histologique des dégénérescences occasionnées par leur développement anormal, et à laquelle nous nous garderions bien de toucher, à cause de notre incompétence.

Il y a quinze années que Robin et après lui d'autres savants français se sont élevés formellement contre les interprétations de Virchow. On peut dire que chimiquement le plus grand nombre des travaux récents leur a donné raison. Il serait donc a souhaiter qu'on bannît ces expressions, qui tendent à rapprocher des substances chimiques tout à fait différentes, et peuvent créer une confusion nuisible à la science, facile surtout à ceux que les caractères chimiques les plus simples paraissent peu préoccuper. Etudions avec soin les faits scientifiques, respectons le génie partout où il se développe, mais ne nous laissons pas éblouir par la quantité des travaux.

Le génie initiateur français n'a jamais manqué, et si les travailleurs ont été relativement peu nombreux, on peut l'opposer avec orgueil au mysticisme scientifique allemand.

CHAPITRE III.

RAPPORTS ET DIFFÉRENCES DES MATIÈRES AMYLACÉES, SOIT ENTRE ELLES, SOIT AVEC LES SUBSTANCES DU MÊME ORDRE. — LEUR RECHERCHE CHMIQUE DANS LA SÉRIE VÉGÉTALE ET ANIMALE.

Nous avons tenu à préciser dans un chapitre spécial les caractères principaux communs aux matières amylacées et ceux qui établissent leur distinction, et nous ne pourrions mieux faire que de les grouper en une courte énumération.

1. Caractères communs aux celluloses animales et végétales, aux matières amylacées animales et végétales :

Toutes ces substances présentent la même composition élémentaire, et constituent des hydrates de carbone représentés par la formule $C^{12}H^{10}O^{10}$ qui est la traduction de leur composition centésimale : toutes sont amorphes et offrent un certain degré d'organisation.

L'action combinée de l'eau et de la lumière les transforme lentement en produits plus simples, dont les derniers termes sont l'acide carbonique et l'eau, et dans certaines conditions des produits ulmiques avec excès de charbon.

La chaleur en vase clos les modifie et les décompose d'une part en charbon, de l'autre en produits volatils, parmi lesquels figurent toujours l'acide acétique, l'eau, les carbures d'hydrogène.

L'action des oxydants, aidée de la chaleur, les convertit rapidement en acides oxalique, carbonique, et eau.

Elles sont toutes susceptibles de combinaisons définies, principalement avec l'acide azotique, et certains acides organiques, tels que l'acide acétique.

Elles fixent l'iode avec plus ou moins d'intensité, en produisant des colorations parfois caractéristiques.

Sous certaines influences dues aux acides étendus ou à des ferments spéciaux, et dans certaines conditions déterminées, elles se dédoublent en composés isomères, au nombre desquels figure toujours une glycose.

Toutes ces substances ont à des degrés variés la propriété d'être absorbées par les animaux et de concourir à la nutrition générale.

2. Caractères différentiels :

Les celluloses se distinguent des matières amylacées, par une condensation moléculaire plus grande, d'où la conséquence que leur équivalent est beaucoup plus élevé,

Par une structure physique plus avancée et qui les rapproche des éléments organisés,

Par une insolubilité complète dans l'eau,

Par une résistance beaucoup plus grande à tous les agents chimiques,

Par la coloration que leur communique l'iode, coloration jaunâtre peu marquée, à moins d'une modification préalable imprimée à la substance cellulosique,

Par la propriété qu'elles possèdent de retenir physiquement interposées des substances étrangères.

3. La cellulose animale diffère de la cellulose végétale par une condensation moléculaire plus avancée, une résistance plus grande à l'action de tous les réactifs communs.

4. Les matières amylacées végétales et animales présentent les caractères communs suivants :

Elles sont déposées dans l'organisme à l'état de globules semi-organisées.

Leur condensation moléculaire est, sinon égale, au moins très-voisine, et représentée par la formule $C^{36}H^{30}O^{30}$.

L'eau les gonfle facilement ou les dissout.

L'iode se fixe sur elles : les colorations produites sont stables et caractéristiques.

5. L'amidon végétal se distingue de l'amidon animal :

Par une structure lamellaire plus apparente,

Par l'action de l'eau qui ne le dissout pas sensiblement à froid, tandis qu'il dissout l'amidon animal,

Par l'action de l'iode qui le colore en bleu intense et colore en violet l'amidon animal,

Par une résistance plus grande aux agents de dédoublement.

La recherche des matières amylacées dans l'organisme végétal ou animal découle des caractères physiques et surtout des caractères chimiques précédemment exposés.

Règle générale, et sans laquelle on ne peut se prononcer, il faut, ou bien isoler la substance, ou bien la soumettre à un certain nombre d'épreuves chimiques. Dans aucun cas, il ne faut se contenter d'un seul caractère, surtout d'ordre physique. On conclura à la présence de l'amidon végétal lorsqu'on aura constaté les propriétés suivantes :

Coloration bleue manifestée par l'iode en solution aqueuse, ou produite, après imprégnation d'un iodure alcalin, par l'acide sulfurique, ou par l'acide nitrique chargé de vapeurs nitreuses.

Transformation de la matière amylacée, isolée au moyen de lavages à l'eau légèrement alcoolisée et alcalinisée, en substances solubles, déviant le plan de polarisation de la lumière, et possédant en outre les caractères réducteurs propres aux glycoses.

Production par la fermentation, au moyen de l'influence de la levûre de bière s'exerçant sur le liquide réducteur précédent, d'acide carbonique et d'alcool.

On conclura à la présence du glycogène :

1. Par la coloration violette marquée, manifestée par l'iode.

2. Isolé des matières albuminoïdes par l'emploi du charbon animal, et précipité par l'alcool de sa solution aqueuse, l'acide sulfurique étendu le transformera rapidement en substances jouissant du pouvoir rotatoire et du pouvoir réducteur des glycoses.

3. La levûre de bière développera rapidement, dans la matière ainsi transformée, la fermentation alcoolique.

Les détails opératoires précis varient suivant la pratique des opérateurs, et leur description ne saurait être l'objet d'une courte analyse.

Il faut toujours faire usage de solutions d'iode au plus au centième, dissous à l'aide d'un peu d'iodure de potassium. Nous ne saurions recommander l'emploi du chlorure de zinc iodé, l'action de ce sel pouvant rapidement modifier les substances cellulosiques. Dans aucun cas il ne faut faire usage de solutions dans l'alcool un peu concentré. Brüke a proposé, pour isoler l'amidon animal des matières azotées solubles, l'emploi de l'iodure double de mercure et de potassium en solution dans l'eau acidulée par l'acide chlorhydrique. Ce réactif précipite les substances albuminoïdes, mais non d'une manière complète : toutefois, son usage peut être utile.

CHAPITRE IV.

TRANSFORMATION DES MATIÈRES AMYLACÉES EN MATIÈRES SUCRÉES.

Pour arriver aux matières sucrées, il nous a paru indispensable de donner quelques détails sur les principaux modes de transformation des matières amylacées vraies en glycose ou un de ses isomères. Les travaux considérables de Payen et Persoz, de Guérin-Varry, Bouchardat et Sandras, Cl. Bernard, Dubrunfaut, Béchamp, Musculus, nous fourniront les principaux éléments d'une courte exposition. Nous connaissons déjà les faits : notre intention est de les préciser.

La transformation des matières amylacées en glycose est successive, et s'effectue selon l'équation suivante :

$$C^{36}H^{30}O^{30}+H^2O^2=C^{24}H^{20}O^{20}+C^{12}H^{12}O^{12}$$

qui traduit le dédoublement de l'amidon ou du glycogène en dextrine et glycose. La dextrine à son tour, et en général sous les mêmes influences, se décompose suivant la formule :

$$C^{24}H^{20}O^{20}+2H^2O^2=2[C^{12}H^{12}O^{12}]$$

qui représente la transformation d'une molécule de dextrine en deux molécules de glycose avec combinaison de deux molécules d'eau. Ces phénomènes, en apparence simples aujourd'hui, parce que nous avons une idée plus nette de la condensation isomérique, ont été longtemps inconnus. Il était difficile de saisir en quelque sorte au passage et d'isoler les corps qui se succédaient. Les études de ce genre demandent une aptitude spéciale, et parfois leur importance est méconnue de ceux qu'entraînent les préoccupations théoriques élevées. Ces formules ne traduisent toutefois qu'une partie des phénomènes que l'observation fait connaître, et pour en expliquer toutes les phases, il sera nécessaire plus tard de partir de multiples plus élevés de la formule centésimale $C^{12}H^{10}O^{10}$. Mais il ne faut pas l'oublier, malgré les apparences contraires, la chimie est à son enfance, et si l'existence de la matière condensée en atomes et molécules est inébranlable, le degré de cette condensation est inconnu; telle est la cause des nombreuses théories ayant une base commune, mais interprétant par des formules si différentes les réactions diverses; la balance est un critérium pour tous, et la complexité des problèmes ne saurait être éludée.

Les principaux agents qui opèrent le dédoublement des matières amylacées en composés isomériques plus simples sont les suivants : l'acide sulfurique étendu d'eau, l'acide acétique hydraté avec l'aide de la chaleur, la diastase, ferment végétal azoté déposé dans les graines végétales autour des points où se développent les premiers organes de nutrition, le ferment du foie contenu dans la pulpe du foie, la salive des animaux par sa diastase analogue à la précédente, le suc pancréatique, le suc intestinal, la levûre de bière. Dans d'autres conditions, dont nous parlerons à propos des sucres, le dédoublement peut être continué, et les produits obtenus très-variés.

Si à de l'eau aiguisée de $^1/_{10}$ d'acide sulfurique, et portée à 100°, on ajoute des matières amylacées, on obtient comme résultat final de la glycose, et pour certaines d'entre elles, comme nous l'avons indiqué, un sucre isomérique. Avec l'amidon et le glycogène, on peut, en prélevant à divers intervalles une portion de liquide et le soumettant à l'épreuve de la lumière polarisée ou de l'iode, dans des conditions identiques, apprécier les changements successifs qui sont produits. Il en serait de même si l'on faisait agir la diastase et les autres agents. Guérin-Varry, en 1835, est un des premiers savants qui se soient préoccupés des conditions diverses, et en apparence peu importantes, dans lesquelles la réaction s'accomplit. Les proportions relatives des substances mises en présence et d'eau, la température extérieure, l'action de l'air, la durée de l'action, les résultats quant aux quantités de sucre obtenu, sont observés avec soin. Les conclusions de l'auteur, dont l'énumération serait trop longue, n'auraient pour nous qu'une importance secondaire.

Les premières modifications éprouvées par la matière amylacée consistent dans son passage 1° à l'état soluble ; 2° à l'état de dextrines différentes, et dont certaines variétés ont pu être isolées ; 3° à l'état de glycose. Mais toutes ces transformations s'exécutent parallèlement : la 1re n'est pas achevée que la 3e est déjà produite, d'où une complexité très-grande dans la composition du liquide. Un des résultats du problème, le plus important à résoudre, consistait à isoler le premier état de la dextrine et à montrer qu'il y avait production parallèle de glycose. Musculus, en chauffant de l'amidon en vase-clos à 100°, avec de l'acide acétique additionné de 1/10e d'eau, a obtenu de la glycose et de la dextrine insoluble en partie dans l'eau, se colorant par l'iode d'une teinte rougeâtre, susceptible par l'action de l'eau bouillante de se dissoudre sous forme d'empois, et de se colorer alors en violet : traitée par la diastase, cette nouvelle substance produit de la glycose, mais en quantité inférieure à celle que donne le même poids d'amidon primitif complètement transformé. Cette dextrine n'est donc pas une modification isomérique de l'amidon, mais un produit de dédoublement, ce qu'il était essentiel de démontrer. Dans cette expérience, il y a également production d'amidon soluble. La transformation de la dextrine insoluble en glycose ne s'effectue pas d'emblée, mais en passant par l'état de dextrine soluble.

A un moment donné, la liqueur peut donc contenir les composés suivants, conclusion qui découle de toutes les expériences :

1° Amidon insoluble;

2° Une modification isomérique, ou amidon soluble;

3° Dextrine insoluble, ou modification métamérique de l'amidon soluble;

4° Dextrine soluble, ou modification isomérique de la dextrine insoluble;

5° Glycose.

Un grand nombre de plantes renferment du saccharose : certaines mannes, ou exsudations sucrées, contiennent simultanément ce corps avec la dextrine et le sucre interverti. Ces faits autorisent à penser que, dans certaines conditions encore inconnues, la matière amylacée, soit seule, soit avec le concours de certains glycosides, peut fournir du saccharose. Buignet a d'ailleurs démontré que dans les fruits acides l'apparition du saccharose précède celle du sucre interverti.

Le glycogène, par ses réactions et le processus de son dédoublement, tient le milieu entre la dextrine insoluble et la dextrine soluble. Dans l'économie, on peut suivre, en variant les expériences, les métamorphoses de la matière amylacée, mais l'expérimentation est beaucoup plus difficile et ne peut avoir cette netteté. Toutefois les résultats suivants nous paraissent acquis : les matières amylacées végétales, chez l'homme et les carnivores, ne sont transformées en proportion notable dans leur passage à travers le tube digestif qu'à la condition d'avoir été modifiées isomériquement par l'action de l'eau et de la chaleur. Chez les ruminants, la métamorphose en sucre est à peu près complète, à moins que la matière amylacée ne soit protégée par la paroi des cellules ligneuses. Avec certaines différences dans la durée et l'énergie de l'action, la salive, le suc pancréatique et le suc intestinal sont les agents de la transformation des matières amylacées, comme l'ont démontré principalement Valentin, Bouchardat et Sandras, Mialhe, Cl. Bernard, Bidder et Schmidt.

Nous montrerons que les phénomènes chimiques provoqués par les substances précédentes ne s'arrêtent pas là, et que la glycose, comme presque tous les sucres, est susceptible d'autres dédoublements. En présentant un aperçu si succinct de ces transformations, nous n'avons eu d'autre but que de faire ressortir la complexité d'un phénomène en apparence bien simple, et de résumer les résultats acquis, tels que nous les comprenions.

CHAPITRE V.

MATIÈRES SUCRÉES.

Leur classification. — Leurs caractères fondamentaux.

Nous avons vu que les matières amylacées avaient la propriété de se transformer soit en glycose, soit en lévulose, soit en galactose, et pour certaines, en isomères indéterminés. Dans l'ordre d'enchaînement logique de ce travail, il semblerait que ces trois sucres seuls doivent faire partie de notre étude : mais d'un côté le saccharose, par son dédoublement, se transforme dans les sucres précédents, et ces deux classes peuvent, par l'action de l'hydrogène naissant, directement ou indirectement, fournir soit de la mannite, soit de la dulcite. De plus, les réactions fondamentales sont communes à ces composés : nous ne pouvons donc pas les séparer.

Les matières sucrées se trouvent ainsi séparées en trois classes :

1° Sucres provenant des transformations de la matière amylacée ou glycoses : représentés par la formule $C^{12}H^{12}O^{12}$.

Glycose ordinaire dextrogyre.

Glycose inactive ou mannitose.

Lévulose.

Glycose lactique ou galactose α et β, auxquelles certaines propriétés permettent de rattacher l'Eucalyne et l'Inosite.

2° Sucres pouvant sous certaines influences, et en particulier sous l'action des acides étendus et de certains ferments, se transformer en glycoses.

Saccharoses représentés par la formule $C^{24}H^{22}O^{22}$ correspondant à l'état anhydre.
- Saccharose ou sucre de cannes.
- Mélitose.
- Mélézitose.
- Tréhalose.
- Lactose.

3° Sucres renfermant un excès d'hydrogène sur les éléments de l'eau, pouvant être produits au moyen des sucres précédents :

et représentés par la formule $C^{12}H^{14}O^{12}$
- Mannite.
- Dulcite.
- Isodulcite.
- Sorbite.

Cette division, suggérée par un enchaînement naturel à notre sujet, ne pourrait être toutefois développée ainsi : pour suivre l'ordre descendant, l'étude des saccharoses doit précéder celle des glycoses ; et celle-ci celle des sucres surhydrogénés ; mais, par d'autres considérations, la mannite et la dulcite peuvent être envisagées comme plus élevées dans la série que les glycoses envisagées comme leurs générateurs directs. Dans cet ordre d'idées, la mannite et la dulcite étant des alcools hexatomiques, les glycoses deviennent leu adéhydes.

Nous rangerons les classes dans l'ordre suivant de cendant; mais nous reconnaissons que dans une étu synthétique procédant du simple au composé, l'ord inverse serait préférable.

1re Classe	. . . .	Saccharoses.
2e —	. . . .	Mannites.
3e —	. . . .	Glycoses.

L'histoire individuelle des sucres comprenant néce sairement celle des principaux dérivés, soit nature (glycosides), soit artificiels, serait ou fort longue ressemblerait à une étude particulière, ou synth tique et formerait une énumération aride des faits.

Nous sommes conduit, pour éviter ces deux écueil à présenter en premier lieu les caractères propres chaque division naturelle, en second lieu les caractèr spéciaux permettant de les préparer et de les distir guer les uns des autres.

Aucune réaction n'étant tout à fait générale, leu relations seront mises en présence par l'étude de leu fonction chimique et de leur constitution; et d'ailleu leur division en trois classes a été basée sur leurs tra sformations réciproques.

Tous les principes sucrés précédents, à l'exceptio de la glycose inactive, de la galactose, de l'isodulci et de l'eucalyne, ont été trouvés dans les liquides vég taux ou animaux, et le plus souvent un certain nomb est également produit dans les deux règnes.

La présence du saccharose dans des sucs d'origir animale n'a été réellement démontrée que dans l miels de nombreux insectes hyménoptères mellifères, dans ce cas, il est permis de se demander si c'est un fait isolé ou mal interprété : nous pouvons nous prononcer en disant qu'en ce qui concerne le miel des abeilles, la présence du sucre de canne s'explique parce que ce produit n'étant pas sécrété par l'insecte, mais simplement dégorgé, le saccharose vient des plantes.

Dans le règne végétal, au contraire, le saccharose existe dans un nombre considérable de plantes, dans les tiges du sorgho, du maïs, de l'érable, du palmier de Java, de la canne à sucre; dans les racines de betterave, de carotte, de navet, de souchet comestible, dans les melons, les bananes, les dattes, les noix de coco; et Buignet a montré qu'il en existe dans les fruits, même acides, à une certaine période de leur développement.

L'homme a su, non-seulement reconnaître les plantes qui étaient le plus convenables pour l'extraction d'une substance dont il se passerait difficilement aujourd'hui, mais encore il est parvenu à les plier, en quelque sorte, à une production plus grande.

Le sucre de canne existe en grande quantité dans certaines exsudations végétales concrètes qu'on appelle mannes : telles sont, par exemple, les mannes du Sinaï et du Kurdistan, analysées par Berthelot; la manne qui se développe sur les feuilles de tilleul dans les Vosges (Joseph Boussingault.)

La première, comme l'a démontré Ehrenberg, apparaît sur les feuilles du Tamarix mannifera, après la piqûre d'un insecte hémiptère (le coccus manniparus).

La seconde se montre sur les feuilles d'une espèce de chêne, et il est probable, à cause du nombre des galles développées sur ces plantes, qu'elle a la mêm origine.

La manne du frêne, analysée par Buignet, ne contier pas de sucre de canne.

La composition des trois premières peut être repré sentée en moyenne par les proportions suivantes :

Sucre de canne. . . .	53 0/0.
Glycose et lévulose. . .	26
Dextrine	21

Dans d'autres exsudations végétales du même genre Berthelot a découvert des sucres de la même classe savoir : le mélitose, dans la manne d'Australie, pro duite par plusieurs arbres du genre Eucalyptus, Van-Diémen ; le mélézitose, dans la manne de Brian çon, exsudation produite par le mélèze (Larix).

Le tréhalose se trouve dans une production spécial (Tréhala) développée sur certains échinops par la pi qûre d'un curculionide; ce dernier sucre a été reconn identique avec le mycose extrait du seigle ergoté pa Wiggers.

Le lactose ou sucre de lait est un des produits consti tuants du lait des mammifères, où il fut signalé dès le commencement du XVIIe siècle par Bartoletti. G. Bou chardat a démontré sa présence dans la matière sucrée extraite du suc d'un sapotillier de la Martinique. Nous rappellerons à ce propos que cette plante à suc lacte scent est, à cause de ses usages, désignée depuis long temps sous le nom d'Arbre à la vache.

La mannite a été signalée par un grand nombre d'auteurs dans l'exsudation sucrée concrète des diverses espèces de frênes (manne ordinaire), dans le jus de l'oignon fermenté, dans les sucs de la betterave, de la carotte, dans le suc des arbres de la tribu des amygdalées, dans certaines espèces d'algues, de lichens, de champignons, à la surface desquels elle est même parfois cristallisée.

La dulcite, extraite d'abord du melampyrum par Humfield, et décrite sous le nom de mélampyrine, fut extraite plus tard par Laurent de la manne de Madagascar : suc sucré, concret, d'origine inconnue ; Kübel l'a extraite de certains fusains.

L'isodulcite a été trouvée par Hlasiwetz dans les produits de dédoublement du quercitrin, substance retirée par Chevreul de l'écorce de chêne.

La sorbine n'a été rencontrée jusqu'ici que dans les sucs des baies des sorbiers, et Joseph Boussingault a démontré dernièrement qu'elle n'était pas le produit de la fermentation à laquelle ils étaient soumis.

La glycose ordinaire ainsi que la lévulose sont universellement répandues dans les plantes, et leur présence simultanée à l'état de sucre interverti prouve qu'ils dérivent souvent du saccharose. Dans l'organisme animal la glycose se montre seule dans le sang, l'urine et à l'état pathologique dans les divers tissus de l'économie. Son existence a d'ailleurs été démontrée chez un grand nombre d'animaux.

L'inosine, découverte par Scherer dans le liquide des muscles, a été signalée par Cloetta dans les poumons, les reins, la rate, le foie. Vohl a décrit, sous le nom de phaséomannite, un sucre extrait de haricots verts et reconnu identique au précédent. Maxime a montré depuis que ce fait n'était pas isolé, et a signalé l'inosine dans les plantes des genres Pisum, Robinia, Latyrus, Asparagus, Brassica. Récemment, Hilger l'a extraite du jus des raisins, et fait important, il a démontré, qu'elle peut, comme l'inosine des muscles, produire de l'acide sarcolactique.

Cet aperçu est destiné à montrer dans un ensemble, comme nous l'avons fait pour les matières amylacées végétales et animales, la diffusion des sucres dans les êtres vivants.

Préparation et caractères généraux des saccharoses. — Le saccharose ordinaire ou sucre de canne était connu des Grecs, qui le nommaient sucre indien. On le retire principalement de la canne à sucre et de la betterave ; cette extraction se pratique industriellement de la manière suivante :

Les tiges ou les racines, coupées et écrasées au moyen de machines spéciales, sont soumises à une forte pression. Le jus qui s'écoule est chauffé à 60° avec quelques centièmes de chaux qui sépare l'albumine sous forme d'écumes qu'on enlève. Le jus est ensuite rapidement cuit jusqu'à ce qu'il marque 25° à l'aréomètre de Baumé. Il est filtré à travers une chausse de laine et cuit de nouveau dans une chaudière jusqu'à consistance de sirop épais : abandonné dans une large bassine ou rafraîchissoir, puis dans un tonneau percé de trous pour égoutter les eaux-mères, il cristallise et fournit la cassonnade.

Les eaux-mères sont utilisées tant qu'elles ne sont pas trop colorées, état sous lequel elles constituent les mélasses. Pour avoir du sucre pur propre aux essais chimiques, il convient de faire cristalliser à deux reprises le sucre raffiné du commerce ; dans ce but, on fait un sirop qu'on concentre jusqu'à 37°, et on l'abandonne pendant plusieurs jours dans un endroit chauffé à 30°. Le sucre ainsi obtenu (sucre candi) cristallise en prismes rhomboïdaux obliques, offrant des facettes hémiédriques, durs, et phosphorescents quand on les brise dans l'obscurité. L'extraction du sucre de la betterave demande des précautions particulières, à cause de l'altération plus rapide du jus.

Le saccharose est le type des substances dites sucrées, et cette propriété organoleptique est surtout développée quand il est cristallisé.

Sa densité est égale à 1,606 ; il se dissout dans le tiers de son poids d'eau froide et en toute proportion dans l'eau bouillante. Il est insoluble à froid dans l'alcool absolu et l'éther. Les solutions aqueuses dévient le plan de polarisation de la lumière à droite : le pouvoir rotatoire moléculaire est $\alpha = +73°,8$. Ce pouvoir n'est pas altéré sensiblement par la chaleur ou la durée de la solution ; l'ébullition prolongée le diminue.

Le sucre fond à 160°. Si on le laisse refroidir lentement, il reprend sa structure cristalline et n'est pas modifié ; si on le refroidit un peu brusquement après l'avoir fondu, il conserve l'apparence d'une masse vitreuse. Si la température est maintenue longtemps à 160°, il y a production de glycose et de lévulosane qu'on peut séparer (Gélis) en soumettant à la fermentation la masse reprise par l'eau. La glycose disparaît et la lévulosane reste dans la liqueur d'où on la retire par évaporation. Ce dédoublement s'effectue en vertu de l'équation suivante :

$$\underbrace{C^{24}H^{22}O^{22}}_{\text{Saccharose.}} = \underbrace{C^{12}H^{12}O^{12}}_{\text{Glycose.}} + \underbrace{C^{12}H^{10}O^{10}}_{\text{Lévulosane.}}$$

La lévulosane peut, sous l'influence des acides étendus,

se combiner à l'eau et donner de la lévulose. A 190° le sucre de canne commence à s'altérer; il perd de l'eau, se colore et donne du caramel, mélange de caramelane, de caramelan, et d'acide caramélique. Si l'on continue à élever la température, au contact de l'air, il s'enflamme, brûle avec une flamme blanche, répand une odeur particulière, caractéristique, et laisse un résidu de charbon. Par la distillation en vase clos, il se décompose en oxyde de carbone, acide carbonique, acide acétique, aldéhyde, acétone et différents hydrogènes carbonés.

Le chlore, le brome, l'iode, à une température inférieure à 100°, altèrent rapidement le saccharose. Le sucre de canne, soumis à l'influence de l'amalgame de sodium, n'est pas modifié s'il n'a pas été préalablement interverti.

Sous l'influence des agents oxydants, (acide nitrique moyennement concentré, peroxyde de manganèse et acide sulfurique, etc.), le saccharose donne, selon que l'action est plus ou moins prolongée, de l'acide saccharique $C^{12}H^{10}O^{16}$, de l'acide oxalique, de l'acide formique, de l'acide carbonique, de l'eau. Maumené, par l'action d'une solution de permanganate de potasse, a obtenu deux acides nouveaux : l'acide hexépique et l'acide triépique.

L'action des acides est variable, et peut donner lieu à des phénomènes variés.

Les acides minéraux étendus, et en particulier l'acide sulfurique, intervertissent le saccharose, c'est-à-dire le transforment en un mélange à équivalents égaux de glycose et de lévulose, ou sucre interverti, dont le pouvoir rotatoire n'est plus dextrogyre, mais lévogyre. Cette réaction produite également par la partie de la levûre de bière soluble dans l'eau, par divers ferments contenus dans les fruits, par la salive, le suc pancréatique et le liquide intestinal, par l'action prolongée de l'eau, soit seule, soit aidée de la lumière (Raoult), est fondamentale. Elle peut être représentée par la formule suivante, indiquant un dédoublement avec hydratation :

$$\underbrace{C^{24}H^{22}O^{22}}_{\text{Saccharose.}} + H^2O^2 = \underbrace{C^{12}H^{12}O^{12}}_{\text{Glycose.}} + \underbrace{C^{12}H^{12}O^{12}}_{\text{Lévulose.}}$$

Les chlorures alcalins et alcalino-terreux hâtent également cette transformation, et la produisent rapidement sous l'influence d'une température de 100° en vase clos. Selon Maumené, l'interversion donnerait également de la glycose inactive.

Les acides minéraux, si leur action s'exerce à la température de l'eau bouillante, transforment le sucre de canne en acide glucique, et finalement en composés ulmiques.

L'acide sulfurique concentré charbonne le saccharose à froid, avec dégagement d'acide sulfureux. Les acides organiques, dilués et à froid, n'intervertissent le sucre de canne que très-lentement.

Les acides organiques concentrés, et en particulier les acides gras, l'acide tartrique, chauffés en vase clos à 120°, se combinent au sucre de canne et forment de véritables éthers; mais les composés obtenus paraissent devoir être rapportés à ceux que fournit la glycose.

Le saccharose en solution se combine avee les bases et en particulier avec la chaux, la baryte, l'oxyde de plomb, et ces combinaisons, véritables sucrates, présentent une stabilité relative; ils ne sont pas altérés à la température de 100°. Le sucrate de baryte présente la formule $C^{24}H^{20}Ba^2O^{22}.2H^2O^2$; le sucrate calcique a la même composition; le sucrate tétracalcique

$C^{24}H^{18}Ca^{4}O^{22}$. $8H^{2}O^{2}$. Les deux sels précédents bouillis dans l'eau se transforment en un sel insoluble, ou sucrate hexacalcique, $C^{24}H^{16}Ca^{6}O^{22}6H^{2}O^{2}$. Par double décomposition d'un sucrate soluble précédent, au moyen d'un sel de plomb soluble, on obtient le sucrate de plomb correspondant à la formule $C^{24}H^{18}Pb^{4}O^{22}$. Toutes ces combinaisons sont décomposées par l'acide carbonique. Chauffé avec la chaux caustique en excès, le saccharose fournit de l'eau, de l'acétone et de la métacétone.

Le sucre de canne, en cristallisant dans la solution de certains sels, tels que le chlorure de sodium, sulfate de protoxyde de fer, donne des composés définis. La combinaison avec le chlorure de sodium, correspond, d'après Péligot, à la formule $C^{24}H^{22}O^{22}$. NaCl.

L'extraction des sucres de la même classe, c'est-à-dire du mélitoze, du mélézitose, du tréhalose, du lactose, est des plus faciles. Pour obtenir le mélitoze, il suffit de traiter par l'eau la manne d'Australie et d'amener à consistance suffisante, pour obtenir une substance blanche, finement cristallisée, qu'on purifie par une nouvelle cristallisation. Le lactose, ou sucre de lait, cristallise facilement par évaporation du petit lait : par une nouvelle dissolution, et par un traitement au noir animal, on l'obtient parfaitement blanc.

La manne de Briançon et le tréhala, épuisés par l'alcool bouillant, donnent le mélézitose et le tréhalose.

Nous réunissons, sous forme de tableau, pour en faire saisir les rapprochements et les différences, les principaux caractères propres aux sucres de cette classe. A cause de son importance, et parce qu'il présente certaines réactions spéciales, nous ajouterons quelques faits propres au sucre de lait.

	FORME CRISTALLINE.	POUVOIR rotatoire	SUCRES produits par dédoublement.	ACTION des ferments.	OXYDATION par l'acide nitrique. — produits principaux.	ACTION des alcalis hydratés à 100°.	ACTION du réactif Cupro-potassique.
Saccharose $C^{24}H^{22}O^{22}$.	Prismes rhomboïdaux obliques, à facettes hémiédriques.	$\alpha = + 73^{\circ},8$.	Glycose et lévulose (à équivalents égaux).	Ne fermentent qu'après avoir été modifiés c'est-à-dire après formation des Glycoses.	Acide saccharique — oxalique.	Tous, sans exception, dissolvent les bases alcalino-terreuses et ces combinaisons sont stables à 100°.	Ne réduisent pas, s'il n'ont pas été modifiés et transformés en Glycoses.
Mélitose $C^{24}H^{22}O^{22}$.	Cristaux prismatiques fins indéterminés.	$\alpha = + 102$.	Glycose et eucalyne.		Acide mucique. — oxalique.		
Mélézitose $C^{24}H^{22}O^{22}$.	Cristaux courts, brillants, indéterminé.	$\alpha = + 94^{\circ},1$.	Pouvoir rotatoire diminuè.		Acide oxalique.		
Tréhalose $C^{24}H^{22}O^{22},2H^{2}O^{2}$.	Octaèdres rectangulaires, durs et brillants.	$\alpha = +220^{\circ}$.	Pouvoir rotatoire ramené au 1/4 de sa valeur première.		Acide oxalique.		
Lactose $C^{24}H^{22}O^{22},H^{2}O^{2}$.	Primes r' omboïd. droits, hémièdres durs et opaques.	$\alpha = + 59^{o}.3$ correspond au sucre anhydre.	Galactose α. Galactose β.	Fermentations { Alcoolique visqueuse. lactique. butyrique.	Acide mucique. — saccharique — oxalique. — tartrique.	Altérable.	Réduit.

NOTA. — La modification du pouvoir rotatoire du mélézitose et du tréhalose, semblerait prouver qu'il y a production de nouveaux sucres. L'Eucalyne n'est pas fermentescible.

Le sucre de lait présente quelques particularités intéressantes, dont certaines, signalées déjà par Berthelot, ont été précisées par Gustave Bouchardat.

Le dédoublement du lactose en deux glycoses désignées sous les noms de galactose α et de galactose β, est comparable à celui du saccharose en glycose et lévulose. Par l'action de l'amalgame de sodium, et probablement après dédoublement préalable opéré par la soude produite, on obtient un mélange de dulcite et de mannite; c'est la reproduction de la réaction déjà obtenue par Linnemann, dans la transformation de la glycose ordinaire en mannite; mais elle présente certaines particularités que nous ferons ressortir en faisant l'étude des glycoses.

Le lactose perd son eau de cristallisation à 150°; il s'altère vers 170°, et se transforme alors dans les mêmes produits que le sucre de canne.

Les acides minéraux concentrés le carbonisent. Il demande pour se dissoudre à froid six fois son poids d'eau : la solution s'effectue avec dégagement de chaleur.

Mannite. — $C^{12}H^{14}O^{12}$. — La mannite se prépare ordinairement avec la manne du frêne. On fait dissoudre cette substance dans la moitié de son poids d'eau, à la température de l'ébullition, avec addition d'un blanc d'œuf, pour une quantité de 3 kilog. On passe à travers une chausse de laine, et on laisse cristalliser. Les cristaux sont exprimés et redissous dans l'eau bouillante, avec addition de noir animal : on filtre, et par refroidissement on obtient la mannite parfaitement blanche et cristallisée. Elle cristallise en prismes droits, rhomboïdaux, possédant un éclat soyeux ; elle est faiblement sucrée : à 18° elle se dissout dans six fois et demi son poids d'eau ; elle est beaucoup plus soluble à chaud : l'alcool absolu ne la dissout pas : elle est inactive à la lumière polarisée. Chauffée à 165°, elle fond en un liquide incolore et présente le phénomène de la surfusion ; elle reste liquide jusqu'à 140°. Maintenue en fusion, elle se sublime en partie vers 200° et se déshydrate en donnant de la mannitane, $C^{12}H^{12}O^{10}$, qui représente le premier anhydride de la mannite, et se produit dans la saponification des éthers mannitiques. La mannitane est liquide sirupeuse, et elle peut régénérer de la mannite sous l'influence de l'eau. Il existe un second anhydride de la mannite, le mannide, correspondant à la formule $C^{12}H^{10}O^{8}$. A une température plus élevée, elle se décompose et laisse un résidu de charbon.

Distillée avec une solution concentrée d'acide iodhydrique, elle fournit l'iodhydrate d'hexylène $C^{12}H^{12}$ (HI avec élimination d'eau; chauffé en vase clos à 280°, cet iodhydrate donne de l'hexylène $C^{12}H^{14}$. Les agents oxydants énergiques transforment la mannite en acide oxalique. L'acide nitrique dilué la convertit en acide saccharique. Le noir de platine (Gorup-Besanez) provoque l'absorption d'oxygène, et la formation d'acide mannitique et d'une glycose fermentescible, mais inactive (la mannitose), qu'on peut considérer comme un aldéhyde mannitique. Cette réaction est inverse de celle que produit l'hydrogène naissant sur la glycose transformée ainsi en mannite; l'acide mannitique est un acide monobasique et hexa-atomique. La mannite étant un véritable alcool peut se combiner aux acides et donner de véritables éthers, comparables à ceux que donnent les alcools d'atomicité inférieure. Le nombre prévu par la théorie est considérable, et beaucoup d'entre eux, en particulier la mannite hexanitrique (produit détonnant), les mannites butyriques, benzoïques, margariques, stéariques, ont été isolés et décrits par Berthelot. Tous ces éthers régénèrent par la saponification, non de la mannite, mais son premier anhydride, la mannitane.

La mannite est susceptible de fermenter. Abandonnée pendant plusieurs jours à la température de 40°, avec un mélange formé de carbonate de chaux et d'une des substances suivantes, fromage blanc, tissu pancréatique, matières albuminoïdes, elle éprouve la fermentation alcoolique : il se dégage de l'acide carbonique, de l'hydrogène, et en même temps il se forme une petite quantité d'acides lactique, butyrique, acétique. A aucun moment on ne peut démontrer la présence de levûre de bière, ni celle d'une glycose. Le tissu du testicule donne lieu à la production d'une petite quantité d'une glycose lévogyre.

Dulcite $C^{12} H^{14} O^{12}$. — L'histoire chimique de ce corps est en quelque sorte la même que celle de la mannite : elle a été complétée par Gustave Bouchardat. Signalons les principales différences.

On prépare facilement la dulcite, soit au moyen de la manne de Madagascar, soit avec le Melampyrum nemorosum, plante très-commune.

Elle cristallise en prismes rhomboïdaux obliques. Elle fond à 182°, et se sublime en partie.

Par déshydratation, elle produit un premier anhydride, la dulcitane.

La dulcite et la dulcitane fournissent deux séries parallèles d'éthers, qui, bien que dérivant de substances inactives, dévient vers la droite le plan de polarisation de la lumière.

La dulcite peut se combiner à l'ammoniaque. La théorie prévoit un grand nombre de bases artificielles : la dulcitammine (monoammine primaire) a été formée par l'action de l'ammoniaque en solution alcoolique sur la dulcitane monochlorhydrique et saponification du chlorhydrate formé ; elle présente toutes les propriétés générales d'une base énergique, et sa préparation a une réelle importance. Une réaction caractéristique distingue la mannite de la dulcite : par l'action de l'acide nitrique, cette dernière donne de l'acide mucique, au lieu d'acide saccharique.

L'iso-dulcite n'offre dans son histoire chimique aucun fait saillant.

La sorbite, à laquelle certains chimistes attribuaient la formule $C^{12}H^{12}O^{12}$ qui la plaçait dans la classe des glycoses dont elle présente certaines propriétés, est aujourd'hui rangée dans le groupe mannite. Elle cristallise en octaèdres rectangulaires, possède le pouvoir rotatoire $\alpha = -46°\ 9$, réduit le réactif cupro-potassique, et est altérable à 100° par les alcalis.

Glycoses. — Nous avons déjà montré combien les sucres de cette classe étaient répandus dans l'organisme végétal et animal, et fait voir qu'ils formaient dans les transformations des matières amylacées un des termes les plus importants. Il existe en outre dans les végétaux une classe de composés très-nombreux dont la constitution a été longtemps méconnue, et dont les réactions complexes étaient ignorées : nous voulons parler des glycosides qui fournissent de la glycose.

Pendant longtemps les sucres de cette classe étaient confondus : il suffit de lire les traités de chimie, même récents, pour y rencontrer des confusions. Nous pensons que pour arriver à les éviter, il faut bannir absolument du langage chimique, les expressions de sucre de fruit, sucre de raisins, etc.; le nom de sucre interverti, expression qui est la traduction d'un fait important, mais qui laisse croire toutefois qu'on a affaire à un corps spécial, doit seul être conservé.

La glycose ordinaire forme les grains cristallins du miel, d'où on l'extrait facilement en absorbant la partie liquide, composée principalement de lévulose, au moyen de substances poreuses, et en lavant à plusieurs reprises les cristaux séparés avec de l'alcool froid concentré. Si le miel est peu coloré, la glycose ainsi préparée est parfaitement blanche. C'est là le procédé le plus anciennement mis en pratique pour l'obtenir pure. L'industrie fabrique aujourd'hui, par l'action de l'acide sulfurique sur les matières amylacées ou cellulosiques, des quantités considérables de ce corps; elle le livre, soit sous forme de sirop, soit en masses granuleuses : il est toujours impur, et doit être purifié par des cristallisations répétées.

Le procédé que l'on doit préférer est le premier indiqué; ou bien celui qui consiste à transformer du saccharose pur en sucre interverti, au moyen de l'acide chlorhydrique dilué, à évaporer et concentrer en sirop épais. La glycose finit par cristalliser, mais seulement au bout de plusieurs semaines; on la débarrasse de la lévulose par des lavages à l'alcool froid. Nous verrons plus loin comment on peut extraire la glycose de l'urine des diabétiques.

La glycose pure, blanche et cristallisée, correspond à la formule $C^{12}H^{12}O^{12},H^2O^2$. Les cristaux sont mal définis, opaques, agglomérés en choux-fleurs : leur densité est 1,55.

La glycose exige pour se dissoudre 1 1/3 de son poids d'eau froide, et la dissolution s'effectue très-lentement ; par évaporation et refroidissement, elle ne recristallise qu'après plusieurs semaines. La glycose est notablement soluble dans l'alcool, même concentré, d'une densité de 0,880. Une partie se dissout dans 9,7 de cet alcool froid, et dans 0,73 du même alcool bouillant.

Le pouvoir rotatoire de la glycose rapporté à l'état anhydre est : $\alpha = + 57^{\circ} 6$. Il n'acquiert cette valeur que plusieurs heures après dissolution, ou quand on a fait bouillir cette solution pendant plusieurs minutes.

La glycose hydratée fond vers 70°, et perd lentement son eau de cristallisation au-dessous de 100°. Anhydre, elle ne fond qu'au-dessus de 100°. Gélis a montré que, vers 170°, elle perd les éléments de l'eau et se change en glycosane, $C^{12} H^{10} O^{10}$, substance amorphe, difficile à purifier, et susceptible de régénérer de la glycose par l'action des acides étendus.

Par l'action de l'amalgame de sodium, c'est-à-dire de l'hydrogène naissant, Linnemann, dès 1862, a transformé la glycose en mannite. Nous avons dit que le lactose fournit un mélange de mannite et de dulcite ; l'hydrogénation, dans ce cas, ne porte pas directement sur le sucre de lait, mais sur les glycoses provenant de son dédoublement.

Bouchardat, dès 1851, signala les propriétés optiques du lactose modifié, et obtint un sucre qui ne fournissait plus par l'oxydation que de très-faibles quantités d'acide mucique : ces observations complétées par Pasteur et Gustave Bouchardat, ont montré qu'il existe réellement deux glycoses : 1° galactose α, la plus facile à isoler, ayant un pouvoir rotatoire $\alpha = + 82°, 9$, produisant surtout de l'acide mucique par oxydation, et parfaitement cristallisée ; 2° galactose β, cristalline, dextrogyre, mais qu'il est plus difficile d'obtenir pure : elle fournit principalement de l'acide saccharique.

Or, par hydrogénation, la galactose α donne de la dulcite, la galactose β de la mannite : nous nous expliquons ainsi la constitution du lactose et la production d'un mélange de dulcite et de mannite par l'action de l'amalgame de sodium sur le sucre de lait. Nous nous arrêtons à ces rapprochements, parce qu'ils sont importants, et nous pouvons, sans nous étendre davantage, conclure : 1° que les glycoses donnant par oxydation de l'acide saccharique, donnent par hydrogénation de la mannite ; 2° que les glycoses qui par oxydation donnent de l'acide mucique fournissent par hydrogénation de la dulcite.

Dans le premier groupe nous trouvons : la glycose, la lévulose, la glycose inactive ou mannitose, la galactose β.

Dans le deuxième, la seule bien caractérisée est la galactose α.

En nous rappelant les transformations déjà indiquées, d'une part de certaines matières amylacées en glycoses, des saccharoses en glycoses, d'autre part leurs produits d'oxydation, nous pouvons présenter les deux séries parallèles suivantes :

1° Matières amylacées et sucrées produisant par oxydation de l'acide saccharique, et dont les produits de dédoublement fournissent de la *mannite* par hydrogénation; la mannite elle-même donnant de l'acide saccharique.	Principe ligneux végétal et Tunicine. Amidon végétal. Amidon animal. Inuline. Dextrine. Lichénine. Saccharose. Trehalose. Mélézitose. Glycose ordinaire active. Mannitose (Glycose inactive). Lévulose.
2° Sucre comme le lactose participant des deux séries : se dédoublant en :	Galactose β, appartenant au 1er groupe. Galactose α, appartenant au 2e groupe.
3° Matières amylacées et sucrées, produisant par oxydation de l'acide mucique, et dont les produits de dédoublement fournissent par hydrogénation de la *dulcite*, donnant elle-même de l'acide mucique.	Mucilages. Arabine. Bassorine. Mélitose.

Il est probable que ces deux séries ne sont pas les seules, et que l'on découvrira d'autres sucres du groupe dulcite pouvant dériver de l'hydrogénation. Les acides saccharique et mucique correspondent à la formule (C^{12} H^{10} O^{16}): ils sont bibasiques et hexatomiques ; ils jouent également le rôle d'alcools, et se rattachent par leurs fonctions à l'acide désoxalique C^{10} H^{6} O^{16}, produit par hydrogénation de l'éther oxalique, en même temps qu'une glycose fermentescible, comme l'a montré Lœwig.

Ces rapprochements sont de la plus haute importance et montrent, malgré leur complexité, qu'aucun fait de ce genre ne doit passer inaperçu. Ajoutons dans le même ordre d'idées que Reichardt et Claus ont trouvé parmi les produits d'oxydation de la glycose, sous l'influence combinée de la potasse et de l'oxyde de cuivre, de l'acide tartronique, de même fonction que les précédents.

L'action des acides sur la glycose est variable suivant leur degré de concentration et la température à laquelle ils agissent : en général les acides minéraux, même étendus, l'altèrent rapidement, et outre les produits ulmiques qui prennent naissance, il y a formation d'acide formique.

Les acides organiques présentent une grande tendance à se combiner à la glycose à la température de 100 à 120°, et on peut effectuer cette réaction avec les acides hydratés ou anhydres, ou au moyen de leurs composés haloïdes.

Le nombre des composés ainsi obtenus est considérable et on comprend que, étant données la fonction élevée de la glycose et la diversité de l'atomicité des acides connus, la théorie conduise à un chiffre vraiment prodigieux.

Il existe dans les végétaux un grand nombre de ces composés. Ils forment le groupe des glycosides naturels dans lequel on rencontre non-seulement des types simples, tels que le tannin ou glycose trigallique, mais encore des types mixtes, tels que la populine (glycoside saligénique et benzoïque), des types complexes tels que l'amygdaline (diglycoside bensylalo cyanhydrique). On peut obtenir la substitution de l'éthyle à l'hydrogène en chauffant la glycose à 100°, pendant plusieurs jours, avec un mélange de bromure d'éthyle et de potasse.

Les glycosides présentent une constitution similaire, c'est-à-dire, peuvent être envisagés comme de la glycose dans laquelle des radicaux acides et alcooliques, ou les deux simultanément, se sont substitués à l'hydrogène.

La glycose est susceptible de se combiner aux alcalis en proportions définies, et ces combinaisons s'obtiennent presque toutes, en précipitant, par l'alcool, une solution aqueuse de glycose saturée à froid par l'alcali. Soubeiran et Péligot, Dubrunfant et Maumené ont décrit plusieurs glycosates :

Glycosates plombique et calcique correspondant à la formule $C^{22} H^{10} Ca^{2} O^{12} H^{2} O^{2}$.

Glycosate barytique : $C^{12} H^{10} Ba^{2} O^{12}$. Sous l'influence combinée des alcalis et de la chaleur, la glycose s'altère rapidement, altération manifestée par la couleur jaune et brune qu'elle prend successivement. L'oxyde de bismuth, les acides tungstique et molybdique et différents sels, tels que le nitrate d'argent, le chlorure d'or, le bichlorure de mercure, les sels de cuivre, donnent lieu à des phénomènes de réduction : nous aurons plus loin à tenir compte de certains d'entre eux pour la recherche et le dosage des sucres.

Les glycoses sont caractérisées par la propriété qu'elles possèdent de pouvoir, sous l'influence des ferments, éprouver directement des phénomènes de décomposition spéciaux, variables suivant la nature de ces agents, phénomènes désignés sous le nom de fermentations. Pasteur, par de remarquables travaux, a montré que ces actions, en apparence si distinctes de celles qui sont opérées par les phénomènes chimiques proprement dits, étaient corrélatives du développement et de la vie d'êtres organisés. Ces interprétations ne sont pas universellement acceptées, et en fait, certains de ces phénomènes pouvant être produits dans des circonstances purement chimiques, la solution de cette question fondamentale se trouve reculée, mais non résolue, un acte vital étant essentiellement réductible en d'autres plus simples, d'ordre physique et chimique.

Les principales fermentations que peut subir la glycose sont la fermentation alcoolique, produite par la levure de bière (mycoderma cerevissiæ) et dont les produits sont l'alcool ordinaire, l'acide carbonique, l'acide succinique, la glycérine, les fermentations visqueuse, lactique et butyrique; ces dernières présentent entre elles, dans beaucoup de cas, une corrélation telle, qu'elles peuvent se succéder dans l'ordre indiqué et marcher parallèlement.

La fermentation visqueuse, caractérisée par la production d'une substance isomérique avec la dextrine soluble et de mannite, est provoquée par des globules organisés spéciaux, décrits par Pasteur, et dont le développement se fait rapidement dans une liqueur contenant des glycoses et une matière albumineuse.

La fermentation lactique est provoquée dans les mêmes liquides par une levûre spéciale, levûre lactique, formée de grains organisés très-petits; mais, à moins de conditions spéciales, il est difficile de la produire isolément.

La fermentation butyrique, qui suit ou accompagne la fermentation lactique dans les mêmes liquides, est due à un infusoire pouvant vivre et se développer sans oxygène libre.

Ces phénomènes de dédoublement, sur lesquels nous ne pouvons nous arrêter, se produisent dans le tube digestif des animaux, où l'on a signalé la présence des acides lactique et butyrique.

Les développements précédents nous permettront de passer rapidement sur les caractères des autres glycoses.

La lévulose constitue un liquide sirupeux, déliquescent, très-soluble dans l'eau, et en quantité notable dans l'alcool concentré. Son pouvoir rotatoire est lévogyre. $\alpha = -106°$ à 15°.

Ce pouvoir diminue avec la température; il est réduit de moitié vers 90°.

Nous avons vu que le saccharose se convertit en un mélange à équivalents égaux de glycose et de lévulose: ce mélange possède à 15° un pouvoir rotatoire lévogyre $\alpha = -25°$; mais le pouvoir rotatoire de la glycose dextrogyre étant stable sous l'influence de la chaleur, et celui de la lévulose allant en diminuant, il existe une température (90°) à laquelle le sucre interverti possède un pouvoir rotatoire nul, et qui change de sens si on dépasse 90°.

Le glycosate de chaux étant plus soluble que le lévulosate, on peut séparer ces deux combinaisons, et précipiter ensuite la chaux par une solution d'acide oxalique. Nous rappellerons que l'inuline donne de la lévulose: dans la fermentation du sucre interverti, c'est la glycose qui se détruit la première.

Nous avons déjà indiqué, à propos des phénomènes d'hydrogénation, les caractères principaux des galactoses ou glycoses lactiques.

La mannitose produite dans l'oxydation de la mannite est sirupeuse, incristallisable et complètement inactive.

L'eucalyne est préparée au moyen de la mélitose; on

la retrouve dans les solutions fermentées de ce sucre Elle est sirupeuse, incristallisable, $\alpha = +65^{\circ}$. Même après avoir subi l'action des acides étendus, elle n'est pas susceptible de fermenter. Toutes ses autres propriétés sont analogues à celles de la glycose.

L'inosite cristallise en prismes rhomboïdaux incolores, s'effleurissant à l'air, d'une densité à 5° égale à 1,1154 ; elle est inactive.

Pour la préparer on épuise les muscles préalablement hachés (principalement le cœur) avec de l'eau ; on porte à l'ébullition et on sépare par la filtration les matières albuminoïdes coagulées. On ajoute aux liqueurs du sous-acétate de plomb : le précipité formé est mis en suspension dans l'eau et décomposé par l'hydrogène sulfuré. Après dépôt du sulfure, la liqueur surnageante est soumise à l'ébullition pour chasser l'excès d'hydrogène sulfuré. A la liqueur refroidie on ajoute quatre à cinq fois son volume d'alcool. Au bout de vingt-quatre à quarante-huit heures, il s'est formé un dépôt cristallin adhérent au vase, formé d'inosite et de sels minéraux. On opère un triage mécanique et on la soumet à une nouvelle cristallisation dans l'eau bouillante.

L'inosite n'est pas convertie en glycose par les acides étendus ; elle ne réduit pas le tartrate cupro-potassique, elle n'éprouve pas la fermentation alcoolique, mais seulement la fermentation lactique et butyrique. Par l'ensemble de ses caractères elle s'éloigne donc des glycoses auxquels la rattache la formule

$$C^{12}H^{12}O^{12} + 2H^{2}O^{2}.$$

CHAPITRE VI.

RECHERCHE ET DOSAGE DES SUCRES DANS LES LIQUIDES VÉGÉTAUX ET ANIMAUX.

Les matières sucrées étant toutes solubles dans l'eau, leur recherche s'effectue toujours dans les liquides naturels ou dans ceux que l'on obtient, soit après division et expression mécanique des tissus, soit après digestion dans l'eau. Un très-grand nombre d'autres substances étant solubles et pouvant par leur présence masquer les réactions à produire, le premier problème à résoudre consiste à s'en débarrasser le plus complètement possible. Dans certains cas, la quantité de sucre contenue dans le liquide examiné est tellement considérable que cette opération préalable n'est pas nécessaire dans tous ses détails.

Une solution aqueuse étant ainsi préparée, il s'agit de déterminer si elle renferme une matière sucrée et quel est le sucre, ou tout au moins la classe à laquelle il appartient. En dernier lieu, on devra chercher à doser le sucre dont on aura décelé la présence.

Ces opérations, en apparence faciles, sont des plus délicates. Tous ceux qui s'y sont exercés acquièrent une certaine dextérité ; car en chimie, comme en toute chose, il faut pratiquer, et l'expérience ne s'apprend pas dans les livres.

1° Opérations destinées à débarrasser la solution aqueuse dans laquelle on veut rechercher un sucre, des substances étrangères pouvant empêcher les essais qualitatifs et quantitatifs.

La variété des procédés propres à résoudre cette question est considérable. Nous n'essaierons même pas de les énumérer. Chaque opérateur arrive presque toujours à imaginer des modifications que certaines raisons spéciales ou les difficultés avec lesquelles il se trouve aux prises lui font paraître nécessaires.

Nous décrirons rapidement trois manières d'opérer pouvant s'appliquer chacune plus particulièrement dans les trois cas suivants :

1° Le liquide végétal ou animal peut renfermer en solution, outre le sucre cherché, des matières albuminoïdes, des substances ternaires, des sels à acides végétaux ou organiques, et très-peu de matières colorantes ;

2° Le liquide complexe précédent est fortement coloré ;

3° Le liquide à essayer est le sang, ou provient des tissus animaux.

1er *Cas.* — On commence par neutraliser exactement le liquide par l'acide acétique s'il est alcalin, par de l'eau de baryte s'il est acide, et on le chauffe à une température voisine de l'ébullition. Lorsque des flocons de matière albumineuse se forment, on laisse tomber sur le liquide un mince filet d'eau froide et on filtre le liquide. La partie insoluble est lavée, et le volume primitif rétabli ; ou bien, ce qui arrive le plus souvent, il est tenu compte de son augmentation. — Une certaine quantité de la liqueur ainsi obtenue est prélevée, et on essaie sur elle, comme il sera dit plus loin, le réactif cupro-potassique. Si la réduction est abondante, une autre portion du liquide primitif, parfaitement clair, est essayée au saccharimètre. Dans le cas où il y a déviation, on peut conclure à la présence d'une glycose ou du lactose.

La liqueur, après cet essai préalable, est acidifiée par un volume connu d'eau acidulée par l'acide chlorhydrique. Après l'avoir chauffée environ 10 minutes, elle est soumise de nouveau, après refroidissement, à l'épreuve du saccharimètre. Si la déviation est, ou notablement différente, ou de sens contraire, il existe un saccharose. Il faut dès lors procéder à l'extraction des sucres.

Dans ce but, de l'acétate de plomb basique est ajouté à la liqueur primitive, goutte à goutte, jusqu'à cessation de précipité ; dans le liquide filtré on verse un léger excès d'ammoniaque. Le précipité qui se forme renferme la plus grande partie du sucre à l'état de sucrate. Le dépôt est rassemblé, et après l'avoir fait égoutter sur un filtre sans plis, on le presse entre des feuilles de papier buvard, de manière à enlever aussi complètement que possible le liquide interposé. Ce précipité ainsi préparé est divisé dans un mortier et mis en suspension dans deux fois son volume d'eau distillée, pour être soumis à un courant d'hydrogène sulfuré. Il ne faut pas craindre de dépasser la limite de précipitation complète du plomb. Le sulfure de plomb formé est séparé par filtration. Le liquide obtenu renferme les matières sucrées ; il est abandonné dans un endroit chaud à une évaporation lente jusqu'à ce qu'il ait acquis la consistance sirupeuse. On fait alors deux parts : la première sert à déterminer la fermentation alcoolique ; à la seconde, on ajoute trois à quatre fois son volume d'alcool, et si le sucre est en quantité suffisante et cristallisable, on pourra l'isoler. Les dernières purifications font perdre beaucoup du sucre cherché.

Pour la séparation des matières sucrées qui peuvent exister dans le mélange cristallin ainsi obtenu, et pour celles qui restent, parce qu'elles sont incristallisables et solubles en partie dans le liquide alcoolique, on met à profit, autant qu'il est possible, les caractères connus propres à chacune d'elles. Si, le plus souvent, la question, pour le médecin, se borne à la recherche de la glycose, il n'est pas moins vrai qu'il est indispensable, dans un grand nombre de recherches et sur les premières indications fournies par l'essai qualificatif, d'opérer avec méthode.

2e *Cas.* — Le liquide complexe est fortement coloré.

La marche indiquée précédemment est suivie, et si le précipité produit par l'acétate basique de plomb n'a pas entraîné la matière colorante, on fait usage de noir animal, après s'être débarrassé de l'excès de plomb.

Il est indispensable de laver le charbon resté sur le filtre avec de l'eau distillée bouillante, parce qu'il retient une proportion considérable de sucre.

La séparation de la glycose des urines diabétiques,

lorsque la proportion qu'elles renferment atteint au minimum 5 grammes par litre, peut être faite de la manière suivante :

On évapore à l'étuve 2 ou 3 litres d'urine jusqu'à consistance sirupeuse, et on abandonne dans un lieu frais pendant une quinzaine de jours. La masse mamelonnée, de couleur jaune-brun, qui s'est déposée, est lavée à l'alcool concentré froid et reprise par l'alcool bouillant d'un degré égal à 70°. La solution bouillante filtrée sur du noir animal est abandonnée dans un endroit chaud ; la glycose cristallise dans un état presque complet de pureté.

3e *Cas.* — Le liquide à essayer est le sang, ou provient des tissus animaux.

On peut employer le procédé déjà décrit ; mais il est plus avantageux, à cause de l'extrême abondance du précipité produit après séparation des substances albumineuses coagulables, d'avoir recours à l'emploi du sulfate de soude cristallisé.

On prend poids égal de sang ou de tissu et de ce sel finement cristallisé qu'on mélange intimement : il est souvent nécessaire d'ajouter un peu d'eau : on le mélange au bain marie, on passe à travers un tissu chauffe serré, et on exprime fortement le coagulum formé.

Le liquide ainsi obtenu laisse cristalliser du sulfate de soude et sert, après filtration, à déceler la présence du sucre. — Il peut arriver toutefois que certaines substances, telles que la gélatine, ne soient pas séparées. Dans ce cas, on ajoute de l'acétate neutre de plomb en léger excès et on filtre : un abondant précipité de sulfate de plomb, entraînant à l'état insoluble les substances gélatineuses se produit.

On procède comme il a été plus haut ; le sulfate de soude ou l'acétate de soude n'empêchent pas les réactions de se produire.

La préparation de l'Inosite a été indiquée. Scherer la caractérisait par la coloration rose qu'elle manifeste lorsque, après l'avoir humectée d'ammoniaque et de chlorure de calcium, on évapore sur une lame de platine. — Gallois ajoutait au liquide, préalablement évaporé en consistance sirupeuse, quelques gouttes de solution d'azotate de bioxyde de mercure et évaporait à siccité, de façon à étendre le liquide sur les parois de la capsule. La présence de l'inosite était manifestée par la coloration rouge obtenue. Nous ne saurions trop répéter qu'on ne doit pas, sur ces seuls caractères, conclure à la présence de l'inosite.

Lorsqu'il s'agit de caractériser sûrement une matière sucrée, il est de toute nécessité de l'isoler et d'en vérifier les propriétés ; mais le plus souvent, dans les applications médicales, on se borne à la recherche de la glycose. Il est indispensable, pour conclure rigoureusement à sa présence de ne pas se borner à une seule réaction. Le liquide, préparé ainsi que nous l'avons dit, sera soumis aux épreuves suivantes :

1° Essai par la liqueur cupro-potassique ;

2° Action de la lumière polarisée ;

3° Fermentation alcoolique.

Rigoureusement, ces épreuves étant supposées positives, on ne pourrait conclure qu'à l'existence d'une glycose ou d'un mélange de ces sucres pouvant provenir eux-mêmes de dédoublements opérés pendant le traitement des liquides, si l'on n'avait pas opéré avec toutes les précautions voulues.

1° Nous donnons la préférence à la liqueur de Fehling préparée d'après la formule suivante :

Sulfate de cuivre	40	grammes.
Soude caustique	140	»
Tartrate neutre de potasse	160	»
Eau distillée.		

Les solutions de ces trois sels, dans environ 250 cc. d'eau distillée sont faites séparément, et celle du sulfate de cuivre est ajoutée au mélange des deux autres. On complète ensuite le volume de 1155 cc. à 15°; cette liqueur doit être conservée à l'abri de la lumière.

Pour patiquer un essai, on chauffe dans un tube une petite quantité du réactif jusqu'à ébullition ; cette précaution est de toute nécessité ; car il arrive souvent que la réduction se produit seule. On verse ensuite dans le tube du liquide à essayer : si la proportion de sucre est supérieure à 0 gr., 5 pour 1000, les phénomènes suivants ne tardent pas à se manifester, soit immédiatement, soit en chauffant de nouveau le mélange : la liqueur se trouble, la coloration bleue passe rapidement au vert, au jaune, au brun rouge, et il se produit bientôt un dépôt de sous-oxyde de cuivre rouge. Il est très-important de tenir compte de cette marche rapide dans la succession des phénomènes précédents.

En général, le liquide contenu dans le tube d'essai est chauffé à sa partie supérieure ; mais il faut bien se garder, en opérant ainsi, de surchauffer la portion du verre placée au-dessus : le liquide venant à son contact présenterait les phénomènes de réduction dus à cette cause.

Nous ne saurions trop le répéter, toutes ces précautions, si elles n'étaient pas observées, pourraient conduire à des résultats erronés.

Un grand nombre de substances autres que les sucres peuvent produire ces réductions, par exemple l'acide urique, l'hydrate de chloral, le chloroforme, l'aldéhyde, le tannin, la leucine, etc.; mais jamais avec la netteté et la rapidité observées avec la glycose.

Nous conseillerons de pratiquer toujours la contre-épreuve dans le cas où l'essai est même négatif, en ajoutant au liquide une goutte ou deux de solution de miel au 1/100e. On peut également, par le réactif de Fehling, exécuter le dosage du sucre, à la condition préalable d'avoir titré sa liqueur au moyen d'une solution de glycose, titrage qu'il convient d'opérer peu de temps avant de s'en servir.

Un très-grand nombre d'autres procédés basés sur les phénomènes de réduction, sont en usage : aucun ne présente la netteté et la sensibilité du précédent.

2° Le saccharimètre est un instrument si répandu aujourd'hui que la détermination du pouvoir rotatoire quand on a un sucre à caractériser, ou bien la détermination du poids d'un ou plusieurs sucres contenus dans un liquide, leur pouvoir rotatoire étant connu, constituent des opérations habituelles aux chimistes. Le pouvoir rotatoire moléculaire étant la déviation qu'une substance d'une densité égale à l'unité et sous une épaisseur égale à l'unité, imprimerait au plan de polarisation de la lumière, sera réprésentée par la formule

$$\alpha = \frac{a}{l.d};$$

a étant la déviation observée;
l l'épaisseur mesurée;
d la densité.

En général et toujours pour les sucres, la substance est dissoute en poids connu P, dans un volume V également connu; le degré d'activité de la matière n'est pas altéré sensiblement par la solution; dès lors la densité de la matière active sera représentée par $d = \frac{P}{V}$; avec le saccharimètre de Soleil la solution est observée sous l'épaisseur de 200^{mm}; la formule ci-dessus deviendra $\alpha = \frac{a.V \times 0{,}24}{2.P}$; 0,24 étant un coefficient spécial applicable au saccharimètre de Soleil à cause de sa graduation.

La connaissance du pouvoir rotatoire de la glycose permet de calculer que chaque degré du compensateur correspond à 2 gr. 4 de glycose par litre, en supposant que ce soit la seule substance active contenue dans le liquide : c'est le cas habituel pour l'urine diabétique.

Nous aurions voulu montrer comment, étant donné une mélange de deux ou trois sucres, il est possible, après avoir déterminé leur nature, d'en déterminer aussi la quantité par la connaissance de leurs pouvoirs rotatoires : mais ces développements, d'ailleurs fort nécessaires à connaître, s'écarteraient de notre sujet.

3° La troisième épreuve à laquelle on doit soumettre le liquide consiste à déterminer la fermentation alcoolique et à doser l'acide carbonique produit.

A un volume déterminé de liquide on ajoute un peu de levûre de bière : on adapte à l'appareil un bouchon muni d'un tube de dégagement auquel est relié un tube à boules de Liebig, renfermant une solution absorbante de potasse, ou bien encore le gaz est recueilli sur le mercure.

Hâtons-nous de dire que, quantitativement, ce procédé ne fournit que des résultats incertains, et qu'il est peu pratique à cause de sa lenteur ; on se contentera de constater la fermentation et le dégagement d'acide carbonique.

L'alcool éthylique produit sera isolé par distillation ; le produit obtenu renferme aussi de l'eau, et l'on peut avoir à caractériser de très-faibles quantités d'alcool ; dans ce cas, on le sépare au moyen du carbonate de potasse cristallisé, et on met en évidence ses réactions fondamentales faciles à produire.

La recherche de l'acide lactique, après fermentation du lactose, est encore une opération assez fréquente : on utilise la propriété qu'il possède à l'état de liberté d'être enlevé par l'éther à ses solutions aqueuses ; on le transforme, après évaporation de l'éther, en lactate de zinc, sel peu soluble dans l'eau et qui cristallise facilement.

Tels sont les faits principaux qui nous ont paru mériter quelque développement ; la recherche des sucres étant pour le médecin une question si importante, et qui se présente si fréquemment.

CHAPITRE VII.

Fonction et constitution chimique des matières amylacées et sucrées. — Théorie de leur production synthétique.

Les réactions fondamentales des composés, que nous avons décrits, nous permettent d'établir leurs fonctions et leur constitution, telles qu'on peut les déduire en tenant compte des considérations appliquées à des composés simples. Nous savons déjà que les corps étudiés présentent des groupements moléculaires complexes, et nous rencontrerons devant nous les difficultés nombreuses qui se rattachent à un pareil état.

En premier lieu, la molécule chimique perd de sa stabilité à mesure qu'il entre dans sa structure un plus grand nombre de corps constituants; en second lieu, la condensation lui fait perdre, en quelque sorte, de sa mobilité et de son aptitude à se prêter nettement aux réactions présentées par des corps de même fonction, mais plus simples.

De là deux considérations importantes : l'impossibilité de produire un certain nombre de dérivés que la théorie fait prévoir, parce que l'édifice moléculaire est instable; la difficulté, quand on a provoqué le dédoublement de la molécule condensée, de séparer nettement les composés nouveaux qui se sont produits.

Ajoutons que les cas d'isomérie deviennent de plus en

plus nombreux, et nous aurons un aperçu de la complexité du problème.

Dans l'exposition rapide que nous allons essayer de faire, nous suivrons l'ordre ascendant, nous procéderons du simple au composé.

Les glycoses appartiennent à des types simples : en effet, par hydrogénation directe, ils sont transformés ou en mannite ou en dulcite, et nous allons voir que ces deux composés ne sont pas des composés condensés. En second lieu, aucune des réactions auxquelles nous les avons soumis, ne nous a montré la molécule se dédoublant avec absorption d'eau en deux composés isomériques, comme c'est le cas pour le saccharose.

La formation, dans certaines conditions, de l'acide lactique, $C^6H^6O^6$, ne saurait être prise comme phénomène de cet ordre : ce n'est pas, en effet, une simple transformation moléculaire représentée par la formule :

$$\underbrace{C^{12}H^{12}O^{12}}_{\text{Glycose.}} = \underbrace{C^6H^6O^6}_{\text{Ac. lact.}} + \underbrace{C^6H^6O^6}$$

qu'on doit invoquer. Que voyons-nous se produire dans l'hydrogénation directe de la glycose ordinaire? Non-seulement de la mannite, mais encore des alcools monoatomiques (alcool isopropylique, éthylique, isohexylique) et de l'acide lactique.

Cette réaction peut être interprétée ainsi : tandis qu'une partie de la glycose subit l'hydrogénation directe, une autre partie est complètement désorganisée ; et si la nature des produits ainsi obtenus est importante à connaître, en vue d'arriver à la synthèse, on ne saurait voir dans ces dédoublements qu'une preuve de la complexité de la molécule.

Dans la condensation vraie, la fonction chimique du composé produit sera toujours de même nature que celle des composants, et c'est ce qui n'aurait pas lieu dans ce cas.

Les glycoses appartiennent donc à des types simples : ls possèdent la fonction alcoolique, comme le prouve surtout la production de nombreux éthers simples ou mixtes obtenus directement, comparables à ceux que fournit la glycérine, par exemple.

Mais quel est le degré d'atomicité de cet alcool? Deux hypothèses sont ici en présence :

La première consiste à les envisager comme des alcools hexatomiques, et dans ce cas ils sont isologues avec la mannite et la dulcite, jouant vis-à-vis de ces deux dérivés le même rôle que l'alcool allylique vis-à-vis de l'alcool propylique.

La deuxième hypothèse consiste à les représenter comme le premier aldéhyde de la mannite : dans ce cas, la fonction alcoolique est conservée, mais l'atomicité est réduite à cinq : les glycoses deviennent des alcools penta-atomiques, présentant vis-à-vis des sucres surhydrogénés le même rapport que l'aldéhyde salycilique vis-à-vis de la saligénine.

Ces deux interprétations peuvent être soutenues : en premier lieu, la facile oxydation des glycoses et leur transformation en acide saccharique, de même que l'oxydation directe de la mannite, s'explique mieux en admettant que la glycose est un aldéhyde-alcool.

En second lieu, l'inosite joue le rôle d'alcool hexatomique : l'inosite hexa-nitrique étant parfaitement caractérisée; toutefois, nous avons à faire remarquer que l'inosite ne présente aucune des réactions fondamentales des glycoses : ceux-ci, en outre, par leur instabilité relative, leurs variétés isomériques, les combinaisons qu'ils forment entre eux (gluco-lévulose ou saccharose lactose ou galactose α et β) se rapprochent davantage des aldéhydes plus simples et qui présentent les mêmes caractères généraux.

Nous nous rangeons pour ces raisons à l'opinion de ceux qui considèrent les vrais glycoses comme des aldéhydes-alcools, faisant fonction d'alcools penta-atomiques.

Quelle est maintenant la structure de cette molécule? Quels sont les groupements atomiques dont on suppose qu'elle est formée et qui permettent, d'une part, d'expliquer le plus grand nombre de ses réactions, de l'autre, d'envisager dans quelle voie doit être tentée sa synthèse?

Plusieurs hypothèses ont été produites, et celle qui nous paraît une des mieux appuyée est celle de Hlasiwetz et Habermann, à laquelle ils ont été conduits par la comparaison avec la constitution des acides formés.

Nous n'entrerons pas dans tous les développements nombreux et intéressants que suggère la formule atomique complexe donnée par ces auteurs; disons seulement que les groupes aldéhydiques $C^2H^2O^2$, figurent dans la formule, remarque que nous invoquerons bientôt.

Berthelot, dans ses nombreuses et belles recherches de thermo-chimie a confirmé scientifiquement ce fait depuis longtemps connu, à savoir que la fermentation de la glycose donne lieu à un dégagement de chaleur ; et comme l'alcool est le seul produit combustible de ce dédoublement (l'acide succinique et la glycérine étant négligés, vu leur faible quantité), il découle la conséquence que la chaleur de combustion du sucre est supérieure à celle de l'alcool produit.

Quelle est la conclusion à laquelle on est forcément conduit au point de vue de la synthèse des glycoses ? C'est qu'il faudra choisir, pour les combiner, des systèmes de corps dont la somme de chaleur de combustion soit supérieure à celle de la glycose. Par cette considération, les combinaisons de l'hydrogène avec l'oxyde de carbone, de l'hydrogène avec l'acide formique, rentrent dans les systèmes possibles.

Une autre observation du même genre que celle que nous venons de produire, a trait à la formation de l'acide formique, qui s'effectue avec une absorption considérable de chaleur.

Rappelons-nous que, sous l'influence de la respiration chlorophyllienne opérée sous l'action de la lumière solaire dans les plantes (respiration s'accompagnant d'une absorption considérable de chaleur), il y a réduction de l'acide carbonique absorbé, et formation d'oxyde de carbone, que quelques auteurs ont retrouvé dans les gaz exhalés par les végétaux, mais qui n'apparaît pas ordinairement au dehors, parce qu'il se combine à l'eau pour former de l'acide formique ; cet acide formique au même titre que l'acide carbonique doit subir la réduction, et nous arrivons à la formation de l'aldéhyde formique : ce composé, comme les aldéhydes homologues connues, doit être des plus aptes aux combinaisons, et par suite on peut l'envisager comme la substance ternaire fondamentale, d'où procèdent les composés plus complexes et si nombreux que renferment les végétaux.

Comment va se former la molécule d'une glycose avec ces divers éléments simples ou composés en présence, (acide carbonique, oxyde de carbone, eau, hydrogène, (aldéhyde formique), et dont l'activité chimique s'exerce pour la plupart au moment de leur formation ?

Nous ne saurions répondre dans l'état actuel de nos connaissances, et les suppositions plus ou moins ingénieuses qu'on pourrait faire ne seraient plus appuyées sur aucune base.

Nous considérons les glycoses comme des alcools aldéhydes faisant fonction d'alcools penta - atomiques à type simple, pouvant être engendrés directement ou indirectement par l'aldéhyde formique.

Ces quelques considérations, bien dignes de fixer l'attention, nous permettront de passer plus rapidement sur la fonction et la constitution des autres substances.

La mannite et la dulcite sont des alcools simples hexa-atomiques : la formation des éthers hexanitriques, hexa-acétiques, hexa-benzoïques, de ces composés, la production de l'iodure d'hexyle $C^6H^{13}I$, obtenu par l'action de l'acide iodhydrique (Wanklyn et Erlenmeyer), ne permettent aucun doute à cet égard.

Par la saponification des éthers ci-dessus, on reproduit, non les deux sucres générateurs, mais leurs premiers anhydrides, la mannitane et la dulcitane : c'était là une difficulté ou plutôt une objection qui pouvait faire admettre que ces anhydrides étaient les vrais alcools, et on peut y répondre en invoquant ce que nous savons déjà, savoir :

1° Que la mannitane et la dulcitane produisent des éthers parallèles à ceux de la mannite et de la dulcite ; mais leur composition prouve qu'ils remplissent le rôle d'alcool d'une atomicité moindre ;

2° Il existe, pour des composés moins complexes, de nombreux exemples de ce genre.

Les saccharoses peuvent être considérés comme des éthers mixtes des glycoses ; et en effet nous avons vu que le sucre de canne se dédouble en s'hydratant en glycose et lévulose ; le mélitose en glycose et eucalyne, le lactose en galactose α et galactose β. Le tréhalose et le mélézitose, sous l'influence des acides étendus, subissent dans leur pouvoir rotatoire des changements qu'on peut attribuer à une constitution similaire, et nous avons signalé des analogies de propriétés trop complètes pour ne pas envisager ces deux corps comme ayant la même constitution. Il existerait ainsi, entre les saccharoses et les glycoses générateurs, la même relation qu'entre l'éther éthyl-amylique, par exemple, et les alcools éthyliques et amyliques. Nous ferons observer, toutefois, que, dans le premier cas, les composés engendrés sont toujours isomères entre eux, et les générateurs également entre eux. Cette manière d'interpréter la constitution des saccharoses en rapport avec leur caractère fondamental, est la plus probable. On en déduit également que ce sont des composés appartenant à un type condensé. Leur fonction alcoolique est par suite moins manifeste que pour les sucres des deux autres classes, et leurs éthers plus difficiles à préparer. Les réactions qui leur donnent naissance entraînent presque toujours le dédoublement des saccharoses, et par suite la formation d'éthers appartenant aux générateurs.

En résumé, les saccharoses doivent être envisagés comme des diglycosides engendrés par l'union de deux molécules de deux glycoses isomères, avec élimination d'une molécule d'eau.

Nous avons déjà montré que, sous l'influence de certains agents, les matières amylacées subissaient, en s'hydratant, des dédoublements dont les termes étaient d'abord la dextrine et la glycose ordinaire, la dextrine étant ensuite dédoublée à son tour en deux molécules de glycose. La constitution des matières amylacées découle naturellement de cette expérience fondamentale.

La glycose étant un alcool d'atomicité élevée, deux molécules pourront se combiner non-seulement avec élimination d'une double molécule d'eau, mais aussi avec élimination de quatre, et la capacité de saturation ne sera pas épuisée: dans cette dernière hypothèse, nous obtiendrons un alcoool diglycosique de la formule $C^{24}H^{20}O^{20}$. Ce nouvel alcool condensé n'est autre que la dextrine pouvant se dédoubler en deux molécules d'une même glycose, et susceptible elle-même de combinaison avec une nouvelle molécule du premier générateur, en effet :

$$C^{24}H^{20}O^{20} + C^{12}H^{12}O^{12} = C^{36}H^{30}O^{30} + H^2O^2.$$

Le composé $C^{36}H^{30}O^{30}$ n'est autre que l'amidon qu'on peut envisager comme l'anhydride triglycosique, ou alcool triglycosique : la fonction alcoolique devient de plus en plus obscure, à mesure que la condensation augmente. Les mêmes considérations sont applicables au glycogène : toutefois son dédoublement certain n'a pas été vérifié aussi nettement que celui de l'amidon. Les analogies portent à penser que la cellulose végétale d'abord, et successivement la tunicine et les principes ligneux peuvent être engendrés par condensation, mais aucun fait expérimental n'a jusqu'à présent confirmé des déductions théoriques, qui acquièrent toutefois une sorte de certitude, par la considération des propriétés générales. La constitution de la cellulose végétale pourrait être représentée par la formule $C^{48}H^{40}O^{40}$: la tunicine et les principes ligneux par une formule encore plus élevée.

Nous résumerons de la manière suivante, au point de vue synthétique, les considérations qui précèdent :

1° L'acide carbonique et l'eau, sous l'influence de la respiration chlorophyllienne engendrent de l'oxyde de carbone, de l'aldéhyde formique, de l'hydrogène, pouvant se combiner entre eux et produire de nombreuses combinaison parmi lesquelles les glycoses, et en particulier la glycose ordinaire et la lévulose.

2° Les conditions dans lesquelles ces réactions se produisent sont si variées, que ces premiers sucres produits pourront se combiner à l'hydrogène et engendrer les sucres du groupe mannite.

3° Les glycoses produites peuvent, se combiner et produire des éthers mixtes ou saccharoses avec élimination d'eau ; une pareille synthèse se produit dans les sommités du sorgho (Joulie) où l'apparition de la glycose et de la lévulose précède celle du sucre de canne.

4° Les glycoses produites peuvent par voie de condensation, engendrer successivement la dextrine (et des composés analogues ou gommes), la cellulose et les principes ligneux.

Les sucres ne paraissent pas pouvoir toujours être considérés comme les générateurs des matières amylacées : une semblable généralisation serait contraire aux faits, qui ne doivent jamais être sacrifiés à une théorie exclusive. Nous avons déjà vu que dans beaucoup de fruits (Buignet), l'apparition du saccharose précédait celle des glycoses, les générateurs directs du premier n'étant pas encore bien connus. Les phénomènes d'ordre physiologique nous montrent que la formation des matières amylacées peut avoir lieu sans que l'on puisse expérimentalement déterminer celle des sucres envisagés comme leurs générateurs; c'est une difficulté qui ne peut tarder de recevoir son explication.

Les rapports des matières amylacées et sucrées avec les composés moins élevés dans la série des alcools, découlent naturellement de la connaissance de leur constitution et de leur fonction. Si nous tenons compte du groupe intermédiaire (pinite, quercite, érythrite), peu important pour arriver à la glycérine nous aurons rattaché chimiquement des composés en apparence distincts. N'oublions pas que la glycérine elle-même (alcool triatomique) se relie chimiquement et par voie de synthèse aux alcools diatomiques et monoatomiques. Sous ce rapport, la production que nous avons signalée, de l'alcool isopropylique acquiert une véritable importance, parce qu'en établissant un lien plus étroit entre les sucres et la glycérine elle peut faire espérer un procédé chimique de synthèse. Si nous rappelons que les glycosides sont des composés absolument comparables aux corps gras neutres, nous aurons, par un rapprochement que la chimie seule pouvait faire comprendre, fourni au physiologiste une donnée certaine et des plus importantes.

Quels sont les rapports qui relient les matières amylacées et sucrées aux substances albuminoïdes ? Question impossible à résoudre dans l'état actuel de la science. Toutefois, quelques expériences ont été tentées dans cet ordre. Schoonbrodt, frappé des variations relatives de gluten et d'amidon contenues dans les céréales, variations en rapport avec l'absorption plus ou moins grande des sels ammoniacaux par la plante, a cherché à convertir les unes dans les autres les substances amylacées et albuminoïdes. Les résultats ne sont pas assez positifs pour se prononcer. Bœdeker et Fischer ont réussi, par l'action de la chaleur et des acides étendus, à transformer la chondrine (modification isomérique de la cartilagéine) en diverses substances, parmi lesquelles ils ont rencontré une glycose fermentescible et produisant les phénomènes de réduction.

Nous avons précédemment vu que la dulcite peut être combinée à l'ammoniaque et forme une véritable base, la dulcitammine: ces deux faits méritaient d'être signalés et nous devons désirer que l'expérimentation chimique vienne jeter quelque jour sur un sujet si important.

Nous aurions voulu insister davantage sur les questions fondamentales, non-seulement pour la connaissance des fonctions chimiques des matières amylacées et sucrées qui conduiront à opérer leur synthèse, mais aussi pour l'explication des transformations dont l'organisme vivant est le siége.

Le chapitre suivant sera, à ce point de vue, un complément à ces considérations d'ordre purement chimique et la preuve de la solidarité des sciences.

Nous dirons avec Gavarret (Phénomènes physiques de la Vie, page 5), « il n'en est pas une seule qui puisse se développer dans l'isolement. Chacune d'elles emprunte et rend aux sciences voisines : ces emprunts ne sont pas des empiètements, ce sont des secours réciproques : ces emprunts sont une des conditions du progrès. »

CHAPITRE VIII.

ROLE DES MATIÈRES AMYLACÉES ET SUCRÉES DANS L'ORGANISME, LEUR RAPPORT AVEC LA CHALEUR ANIMALE.

L'étude que nous venons de faire nous a montré l'existence des matières amylacées et sucrées comme un fait constant dans le règne végétal et animal, les rapports fondamentaux comme les différences que la chimie explique par les lois ordinaires; enfin elle nous a fait entrevoir comme une conséquence légitime la possibilité pour l'homme de produire sans le secours des êtres organisés et par les moyens chimiques, des substances fondamentales.

Nous allons voir maintenant que, dans les végétaux et les animaux, les matières amylacées et sucrées concourent non-seulement à la formation des éléments histologiques et par suite à la nutrition générale, mais encore à la production d'une partie de la chaleur développée par tous les êtres vivants sans exception : nous chercherons surtout à mettre en relief que les matières amylacées sont, dans l'ordre de transformation ascendante ou descendante de la matière, une sorte de terme intermédiaire ou point conséquent, se prêtant admirablement et simultanément, en vertu même de la composition chimique, d'une part aux phénomènes qui ont pour résultat la formation des éléments constitutifs des tissus, de l'autre aux combustions opérées dans le sang sous l'influence de l'oxygène de l'air, et dont l'effet principal, au point de vue physiologique, est la production de la chaleur animale.

Au rôle des matières amylacées et sucrées se rattachent les questions les plus nombreuses et en apparence les plus éloignées de la physiologie végétale et animale. Un certain nombre de théories ont paru successivement pour expliquer les mêmes faits ; les unes et les autres ont été défendues par des hommes éminents : les présenter pour les soumettre à la critique n'est pas possible dans un travail de ce genre, et nous sommes ainsi conduit à exposer la question telle que nous la concevons et à adopter les interprétations qui nous paraissent rendre le mieux compte des faits.

L'existence de la matière amylacée dans la graine des végétaux est un fait très-fréquent, mais non constant ; alors les substances grasses se rencontrent à leur place, et nous ferons observer que ces dernières ne manquent jamais complètement : dans ce dernier cas, à une période moins avancée de développement, soit le sucre, soit l'amidon ont été rencontrés.

Les variations dans la composition des graines, qui toutes d'ailleurs renferment de la cellulose, sont donc physiologiquement et chimiquement peu importantes : elles sont un exemple de l'uniformité dans la variété.

Placée dans un milieu convenable, quelles sont les transformations qui vont s'opérer dans cette graine que nous prendrons spécialement amylacée ? Remarquons en premier lieu que cette graine peut avoir été produite depuis plus d'un siècle, sans avoir rien perdu de ses propriétés, dont la mise en action donne lieu au développement régulier des organes qu'elle renferme déjà en miniature.

Sous l'influence indispensable de l'eau, de l'oxygène et de la chaleur, les enveloppes de la graine se déchirent, et la racine apparaît la première, puis vient la tige portant les feuilles, et les bourgeons se montrent successivement.

La matière amylacée a diminué à mesure que ces organes se formaient, sans toutefois disparaître entièrement : elle a subi simultanément et parallèlement une transformation et une combustion.

Sous l'influence d'un ferment spécial, la diastase, matière azotée isolable, mais non à un état complet de pureté, l'amidon subit les dédoublements que nous connaissons, et qui sont une conséquence de sa constitution chimique : la glycose apparaît, et sa solubilité dans l'eau lui permet d'être transportée dans les organes en voie d'évolution, et cela, d'autant plus rapidement que c'est plus spécialement autour du point d'insertion de ceux-ci sur l'amas de matière amylacée, qu'est déposé le ferment. Le sucre ainsi produit sera en partie brûlé, car la graine absorbera de l'oxygène et dégagera de l'acide carbonique ; il sera aussi le point de départ de la formation de la cellulose dans les organes où il se trouvera transporté.

Parmi les expériences si variées et si concluantes de Boussingault, je rappellerai celle qui consiste à faire germer du maïs dans un milieu qui réalise en quelque sorte le milieu théorique, c'est-à-dire l'action commune de l'eau, de la chaleur et de l'oxygène ; les graines étaient semées sur un sol de pierre-ponce humectée d'eau, et dans l'obscurité la plus complète.

Par l'analyse des plants produits après vingt jours, Boussingault a montré que de l'eau avait été absorbée, et que les plants contenaient exactement la même quantité de matière minérale et d'azote que les graines : le poids total de matière sèche avait diminué de près de moitié, et l'existence du sucre dans la jeune plante à différents intervalles, montra l'existence de la glycose.

Des résultats aussi précis se passent de commentaires ; nous savons que l'acte de la germination ne s'accomplit jamais sans production intérieure de chaleur, production que l'on peut rendre sensible et manifeste en la multipliant par germination d'un certain nombre de graines amoncelés. Nous sommes donc en droit de dire : la matière amylacée contenue dans la graine est transformée en glycose ; celle-ci, en raison de sa solubilité dans l'eau, peut circuler dans les organes en voie de formation : là par condensation ascendante une partie reforme de la matière amylacée et de la cellulose ; une autre, sous l'influence de l'oxygène de l'air, subit des oxydations dont le dernier terme est l'acide carbonique.

Il n est pas possible d'isoler ces deux phénomènes distincts l'un de l'autre dans le but final ; ils s'accomplissent simultanément, se prêtant dans leur complexité un mutuel appui ; le premier dans sa manifestation produisant de la chaleur, le second au contraire en absorbant.

Envisageons maintenant le développement régulier d'un végétal ; un nouvel élément entre en jeu, la lumière solaire ; et quand nous disons élément nouveau, nous ne voulons pas dire distinct essentiellement de la chaleur ; il est nouveau par les transformations chimiques que son influence va provoquer.

La plante, avec ses organes de nutrition développés, e va pas accomplir son entier développement aux dépens de la réserve organique qui existait dans la graine; puisant dans les milieux ambiants, c'est-à-dire dans le sol et l'atmosphère, les matériaux inorganiques, elle va, grâce à eux, poursuivre la série de ses actions vitales dont le but réel, quant au résultat, est la production de la graine.

Munie de l'appareil foliacé et en général de ses parties vertes, elle suit dans l'ordre chimique la même évolution, avec cette différence fondamentale que la respiration chlorophyllienne intervenant, des phéno mènes plus simples se produisent au début.

L'acide carbonique intervient d'une part, et sa décomposition produite en présence de l'eau devient le point de départ des synthèses effectuées et sur lesquelles nous nous sommes déjà expliqué.

D'autre part, les sels ammoniacaux introduits par la racine entrent en action. Les arrangements divers, pouvant avoir lieu dans ces circonstances, sont des plus nombreux ; leur évaluation mathématique, étant donnés les composés simples susceptibles d'être produits par le chimiste dans des conditions déterminées, atteignent un nombre prodigieux.

Nous avons ainsi à la fois la raison de la possibilité de la solution du problème et aussi de sa complexité. Le résultat le plus marqué est la formation de réserves consistant en substances ternaires et plus spécialement en matières amylacées qui s'accumulent dans les organes aux divers périodes de son accroissement.

Ces réserves ne représentent pas seulement des composés chimiques dont les dédoublements qui nous sont connus peuvent servir ultérieurement à des formations organisées ; elles concourent également à l'entretien du milieu calorifique, sans lequel ces réactions ne pourraient pas s'accomplir.

Elles constituent, sous une forme chimique déterminée, de l'énergie potentielle enmagasinée : dans les racines, les dépendances souterraines de la tige, dans la tige elle-même et ses dépendances, ces réserves se présentent avec une abondance relative variable, selon la composition chimique du milieu et l'action de la lumière solaire : leur utilisation se fait à des périodes déterminées et leur transformation a pour base les propriétés chimiques que nous connaissons et que nous avons appliquées au développement de la graine.

En général les matériaux accumulés sont des matières amylacées ou sucrées, mais les corps gras qui viennent souvent les suppléer, et qui toujours les accompagnent, rentrent, comme nous l'avons montré, dans le même ordre de composés chimiques.

Pour citer un exemple emprunté au règne animal et que nous choisissons à cause de sa rigueur scientifique Dumas et Milne-Edwards, par leurs expériences sur la production de la cire des abeilles, n'ont-ils pas démontré ce fait que les sucres se transforment en cette substance, qui chimiquement se rattache si étroitement aux corps gras?

Les animaux supérieurs et l'homme plus spécialement usent de ces réserves de matières amylacées et sucrées qui constituent les conditions essentielles de l'existence d'un grand nombre.

Si des végétaux nous passons aux animaux, nous rencontrerons, malgré les lacunes nombreuses que l'observation et l'expérience sont appelées à remplir, les éléments suffisants pour démontrer que les matières amylacées et sucrées remplissent le même rôle que dans les végétaux.

Un fait général et servant en quelque sorte à caractériser les deux règnes avait frappé les philosophes, après les premières connaissances acquises sur la eomposition chimique des êtres organisés : l'existence relativement si abondante de composés azotés dans les animaux, et ce caractère était invoqué comme distinctif. Aujourd'hui aucun savant n'oserait interpréter ainsi un fait réel. On ignorait jusqu'à l'existence de la matière amylacée dans les animaux, et par suite une barrière insurmontable semblait élevée entre les deux règnes. Si la présence de la glycose était signalée dans les humeurs de l'homme, cette apparition était le résultat de l'absorption des matières sucrées provenant des végétaux, et les interprétations d'ordre chimique ou physiologique n'étaient jamais en défaut.

Aujourd'hui, grâce surtout aux travaux de Claude Bernard (travaux que Lavoisier avait en quelque sorte pressentis, non dans leur généralité, mais en ce qui touche la fonction glycogénique du foie), cette barrière a été levée au point de vue physiologique et philosophique, et les travaux antérieurs des chimistes, comme ceux qui ont suivi, en ont reçu, non un appui, mais une autorité plus marquée.

L'exposition de quelques faits relatifs à la dissémination de l'amidon animal ou glycogène dans la série animale et aux diverses périodes du développement est suffisante pour démontrer la généralité de son existence. Mais les matières amylacées se montrent, parallèlement avec les corps gras, composés de même ordre, et plus abondants.

L'universalité du fait et son importance n'en sont pas moins évidentes. L'amidon animal, dont la constitution chimique, le dédoublement en glycose et les réactions sont, non identiques, mais bien voisines de ceux de l'amidon végétal, est appelé à jouer un rôle semblable. sa production et sa fonction se localisent, plus spécialement dans les animaux supérieurs, sans jamais disparaître, même chez l'homme.

C'est ainsi que le glycogène existant d'abord dans la cicatricule de l'œuf des oiseaux, apparaît plus tard sur la membrane du sac vitellin et dans le foie, cinq à six jours avant la fin de l'incubation.

Nous avons signalé sa présence chez les crustacés à la péripéhérie du corps, sous la tunicine, avant et pendant la mue : nous rappelant les rapports chimiques de la tunicine et de la cellulose végétale, ceux de l'amidon et du glycogène, n'est-il pas évident que le rôle de la matière amylacée, comme sa production, s'effectuent d'après les même lois que dans les végétaux?

Les animaux, et en particulier les plus élevés, présentent cette disposition. en apparence fondamentale, d'être assujettis à se nourrir directement ou indirectement des végétaux. Mais il faut tenir compte, à ce sujet, de la nécessité pour leur développement de constituer un milieu calorifique convenable, et par suite d'employer plus spécialement pour leur nutrition des matériaux représentant une certaine accumulation de chaleur.

L'homme est soumis aux mêmes lois : à savoir l'existence du glycogène disséminé dans ses organes à l'état fœtal, sa localisation dans le foie, la nécessité pour lui d'aliments spéciaux. Sous ce dernier rapport, malgré les différences apparentes présentées suivant les latitudes diverses et les conditions extérieures dans lesquelles il se trouve placé, il y a uniformité complète. Nous allons montrer que les matières amylacées et sucrées jouent chez l'homme, comme chez les végétaux, le double rôle de concourir à la nutrition générale et à l'entretien de la chaleur animale.

Nous ne pouvons entrer dans les développements nombreux, justifiés par l'importance des travaux touchant la transformation des matières amylacées et sucrèes dans le tube digestif. Rappelons les faits suivants :

1° le sucre n'est absorbé qu'à l'état de glycose, après modification. Le saccharose pris comme aliment est interverti avant son absorption ; injecté directement dans l'appareil circulatoire, il n'est pas absorbé : il est rejeté par les urines.

2° Les matières cellulosiques qui n'ont pas été préalablement modifiées, et en particulier les membranes épidermiques, ne sont pas attaquées chez l'homme.

3° Les matières amylacées ne subissent les transformations connues qu'après avoir été modifiées d'abord par la cuisson : dans le cas contraire, une grande partie échappe à l'action des agents actifs contenus dans les liquides que secrètent les glandes annexes du tube digestif, et plus particulièrement les glandes salivaires et le pancréas.

La conclusion de ces faits est évidente, indiscutable : les matières amylacées et sucrées pénètrent dans le sang à l'état de glycose, où l'analyse permet de le retrouver.

Mais qu'arrive-t-il quand aucune des matières précédentes n'est ingérée, ou mieux dans le jeûne prolongé? La glycose ne peut plus être retrouvée dans l'intestin, dans le sang de la veine porte, mais on démontre présence dans les veines sus-hépatiques, le cœur dr et au-delà. Les liquides propres des organes principa tels que le rein, la rate, le poumon, n'en contiennent p Il y a donc eu formation de glycose dans le foie.

Mais cette production s'est-elle effectuée dans le sa traversant le foie, par dédoublement ou transformati chimique de quelqu'un de ses principes? Pas dava tage; car, en injectant le foie par la veine porte, en l'h drotomisant, on peut retrouver du sucre dans le foie extraire du tissu hépatique l'amidon animal, c'est-à-di la substance dont le dédoublement chimique four précisément la glycose. L'existence du glycogène da le foie, et par suite la formation de la glycose en deh de celle qui est introduite par l'alimentation, ont don lieu à des expériences en apparence contraires. Clau Bernard a montré expérimentalement quelles étaie les conditions de sa disparition, et par suite les circo stances dans lesquelles il fallait se placer pour le retro ver : la production du glycogène pouvant s'atténuer disparaître presque complètement dans l'état pathol gique.

La conclusion de tous ces faits, ainsi présentés, e facile : outre le sucre introduit du dehors dans le san à l'état de glycose, l'économie animale produit dans foie de l'homme et des animaux supérieurs de l'amid animal, se transformant d'une manière continue glycose, laquelle, arrivée dans le sang, va concourir la nutrition générale et à la production de la chaleu

Quels sont les générateurs directs de la glycose? Peu on admettre que sa formation ait lieu d'emblée? No ne le pensons pas, et les développements dans lesque nous sommes entré au sujet de la fonction et de la constitution des matières amylacées, nous permettent de répondre négativement. Nous admettons que le dédoublement des substances albuminoïdes, s'accomplissant dans certaines conditions, peut produire des glycoses donnant le glycogène par voie de condensation, condensation qui s'opère en vertu des mêmes lois chimiques que pour l'amidon végétal. N'oublions pas que la réserve de cette substance dans le foie est relativement faible, et que chez les animaux supérieurs cette réserve appartient surtout aux matières grasses.

Comment la glycose, provenant, soit des matières amylacées et sucrées élaborées dans le tube digestif, soit du dédoublement du glycogène formé dans le foie, va-t-elle concourir à la nutrition générale?

Dans l'état actuel de la science, il ne serait possible de répondre que par des suppositions. La production d'un sucre par la décomposition de la chondrine, la formation directe d'un composé azoté, la dulcitammine par l'action de l'ammoniaque sur la dulcite, les résultats nombreux déjà acquis par la voie synthétique pour des corps de fonctions chimiques moins élevées, font prévoir la possibilité de résoudre la question. Mais ce serait une illusion d'assigner au problème une pareille simplicité. Tous les matériaux qui pénètrent dans le sang après la digestion subissent une série de transformations ascendantes et descendantes, se succédant de telle façon que les mêmes éléments qui les composent, envisagés à l'état simple, peuvent, sans s'éliminer immédiatement, faire partie successivement de combinaisons variées.

Il est certain, toutefois, que si on n'a pas la preuve

que tous les produits de dénutrition sont éliminés rectement, les travaux nombreux exécutés dans c voie et pour résoudre les sujets les plus différents, montrent qu'une partie notable est rejetée dans intervalle de temps très-court.

Un énoncé contraire à tous les faits physiologiq et chimiques consiste à regarder les matières amy cées et sucrées comme des aliments respiratoires, réservant aux substances azotées le rôle d'aliments p iques. Par cette distinction, qui a longtemps ré dans la science, on supposait qu'à leur arrivée dan sang, les matières amylacées subissaient une comb ion immédiate, produisant la chaleur animale, exc sivement destinée à entretenir la température de l'a mal ; dans cette hypothèse, le travail mécanique pro par les muscles résultait de la transformation de la c leur engendrée par l'action de l'oxygène sur la fi musculaire.

Mais l'expérience, en dehors de toute autre consi ration, a démontré le peu de fondement de cette th rie en apparence séduisante. Fick et Wislicenus, ap avoir pris une nourriture exempte d'azote, ont dét miné le travail extérieur utile effectué dans leur asc sion au Faulhorn, déduit de la connaissance de l poids et de la hauteur verticale parcourue : ainsi culé, ce travail est un minimum irréalisable pratiq ment. Par la détermination de l'azote éliminé dans le urines et la connaissance du travail utile capable d' produit par une quantité correspondante de mat albuminoïde ramenée à l'état d'urée, ils ont déterm le travail utile correspondant. Or le rapprochem des nombres précédents les a conduits à ce résul que la combustion des substances albuminoïdes ne représentait qu'environ la moitié du travail mécanique produit pendant leur ascension. Cette expérience, que nous citons à cause de sa rigueur relative, montre que la chaleur animale n'est pas exclusivement produite par la combustion des matières ternaires, et en particulier des substances amylacées et sucrées, et que le travail mécanique produit par les muscles ne peut pas provenir tout entier de leur combustion propre.

J. Béclard a démontré nettement que la température des muscles s'élève pendant leur contraction, mais que cet accroissement est plus considérable dans la contraction statique que pendant la contraction dynamique, même avec soulèvement de poids. Ces expériences prouvent à la fois la transformation de la chaleur en force, et sa production en partie par les combustions propres aux muscles. Les matières amylacées et sucrées concourent donc, avec les autres substances ternaires, et surtout les matières grasses, à la production de la chaleur animale, mais elles partagent ce rôle avec les substances quaternaires.

Cette portion de chaleur provient-elle uniquement de la combustion directe dans le sang de la glycose venue du dehors ou produite par le dédoublement du glycogène? Non, car nous savons que, dans la transformation des sucres en alcool et acide carbonique effectuée sans oxydation, il y a dégagement de chaleur. S'il n'est pas démontré qu'une pareille réaction se produit réellement, d'autres du même genre ont certainement lieu, et l'on doit en tenir compte. Ch. Robin a fait en outre ressortir l'importance des modifications isomériques inhérentes à l'arrangement moléculaire, modifications qui se produisent avec absorption ou dégage-ment de chaleur. On voit dès lors combien est grand le nombre des inconnues.

D'une manière générale, nous pouvons toutefois conclure que les matières amylacées et sucrées, puisées par l'homme dans le règne végétal, ou formées de toutes pièces dans son organisme, concourent non-seulement à la nutrition générale ou formation des tissus, mais encore, par leur combustion directe ou indirecte et leurs transformations nombreuses, à l'entretien d'une partie de la chaleur animale, de ce milieu calorifique sans lequel les phénomènes biologiques propres aux éléments ne sauraient s'accomplir.

Chossat et Bouchardat ont mis en relief ce fait qu'un animal qui meurt faute de nourriture, meurt plutôt de froid que de faim.

Nous aurions trouvé, dans les questions relatives à l'alimentation, des observations et des données expérimentales venant éclairer ce double rôle des matières amylacées et sucrées ; nous préférons jeter un regard en arrière et faire ressortir, en les présentant sous une forme nouvelle, les rapports chimiques et le rôle important qu'elles doivent jouer dans la série des réactions propres aux êtres organisés.

Si nous supposons les composés minéraux générateurs, tels que l'eau, l'acide carbonique, l'ammoniaque placées sur la ligne zz' (voir le tableau, p. 105), la courbe MN représente la formation ascendante des substances ternaires, parmi lesquelles nous plaçons en O les matières grasses, en S les sucres, en Am l'amidon, en N la cellulose, la tunicine, etc.

Dans les intervalles pourraient être classés tous les

autres composés de même formation. La courbe HG, coupant la première en S, figure la formation ascendante des substances azotées, sur laquelle F représente la place de composés tels que la leucine, la créatinine, etc., de S à I et D, les matières albuminoïdes si variées, en G les éléments histologiques.

A ces deux courbes primaires pourraient être reliées d'autres courbes secondaires et tertiaires, sur lesquelles prendraient place les composés chimiques dérivés par substitution, leurs isomères, etc.

La courbe Amm'' figure les transformations inverses de la matière amylacée dont les derniers termes en m'' seront l'eau, l'acide carbonique. En S' nous rencontrons le sucre produit par leur dédoublement, pouvant reproduire deux nouvelles courbes ascendantes, l'une Sn' de composés ternaires, l'autre S'G' de composés quaternaires, c'est-à-dire servir de nouveau à la nutrition ; ou bien par voie de dédoublement et de combustion par l'oxygène de l'air, fournir des courbes descendantes de composés tertiaires et quaternaires plus simples et aboutissant finalement à l'eau, l'acide carbonique et l'ammoniaque. Nous passons sous silence les autres composés minéraux indispensables, parmi lesquels les phosphates, les sulfates, les chlorures de potassium, de sodium, de calcium, etc.

Plus loin, les courbes parallèles aux premières figurent la reproduction des mêmes phénomènes, pour un nouvel être organisé et les mêmes lettres représentent la place des composés précédents.

Ces dispositions, nous le répétons, n'ont d'autre but que de parler aux yeux ; elles sont la traduction du processus des formations chimiques dont un certain nombre sont réalisables par synthèse, les autres étant prévues mais ne se produisant que dans les êtres organisés.

Dans cette disposition, les matières amylacées en Am Am', Am'', les matières sucrées en S, S', S'', nous apparaissent avec le double rôle de composés servant à la nutrition générale et à la calorification, et en même temps dans leurs rapports avec les matières albuminoïdes Nous mettons également en relief ce fait que, dans la dénutrition des éléments organisés, une portion échappe à la combustion pour être utilisée un certain nombre de fois, à des formations ascendantes.

Les matières amylacées et sucrées, par leur existence dans les êtres organisés, leur constitution et leur fonction chimique, leur rôle dans la nutrition et la calorification nous apparaissent comme un des foyers de la vie. Ils constituent pour les animaux supérieurs une des sources principales à laquelle ils puisent et matière et chaleur. La pensée, en face des généralisations auxquelles la science moderne la conduit, s'arrête et contemple avec bonheur un ensemble aussi grandiose qu'harmonieux dans son unité et sa variété.

CONCLUSIONS GÉNÉRALES.

Les matières amylacées et sucrées sont répandues sous des formes différentes dans la série des êtres organisés.

Elles forment, non une classe isolée de composés ternaires; mais un groupe dans cette vaste famille de substances chimiques possédant la fonction alcoolique.

Dans l'ordre ascendant, elles se relient à la cellulose et aux principes ligneux : dans l'ordre descendant, elle se rattachent par la pinite, la quercite et l'érythrite, à la glycérine et par suite aux corps gras.

Les caractères généraux de l'amidon végétal et de l'amidon animal sont identiques. Leurs réactions spéciales d'ordre physique et chimique permettent de les caractériser, et il est important pour cela d'en vérifier un certain nombre.

Les sucres peuvent être partagés en trois classes :

Les glycoses ou aldéhydes-alcools, jouant le rôle d'alcools simples et d'atomicité égale à cinq ;

Le groupe mannite, qu'on peut faire dériver des précédents par l'hydrogénation, et jouant le rôle d'alcools simples hexa-atomiques ;

Les saccharoses, véritables éthers mixtes des glycoses, possédant la fonction alcoolique.

Les matières amylacées doivent être envisagées comme engendrées par condensation des glycoses avec élimination d'eau. Elles possèdent, mais obscurément, la fonction alcoolique.

Les matières amylacées et sucrées peuvent être envisagées comme fournies par les plantes, sous l'influence de la lumière solaire et par l'effet de la respiration chlorophyllienne, au moyen de l'eau et de l'adéhyde formique.

La formation de dérivés propyliques dans certains dédoublements permet d'espérer que leur synthèse pourra être réalisee en les prenant pour point de départ.

La formation de l'amidon animal ou glycogène, constante dans l'échelle des êtres organisés, se localise dans le foie chez les animaux supérieurs, et sa transformation en glycose constitue une fonction spéciale propre à cette glande.

La graine des végétaux utilise la matière amylacée transformée en sucre : 1° pour la formation de la cellulose, qui constitue l'élément fondamental de ses organes; 2° pour la production d'une certaine quantité de chaleur.

Les plantes accumulent, dans certains de leurs organes, principalement de la matière amylacée qu'elles utilisent pour les besoins ultérieurs de leur nutrition, et qui représente une réserve d'énergie potentielle empruntée à la chaleur solaire.

Chez l'homme et les animaux, les matières amylacées et sucrées concourent à la fois à la nutrition générale et à la calorification.

Leur constitution chimique, comme la généralité de leur rôle, permettent de les envisager comme un des pivots des transformations organiques.

Courbes destinées à représenter l'ensemble des transformations organiques de la matière et le rôle spécial des matières amylacées et sucrées.

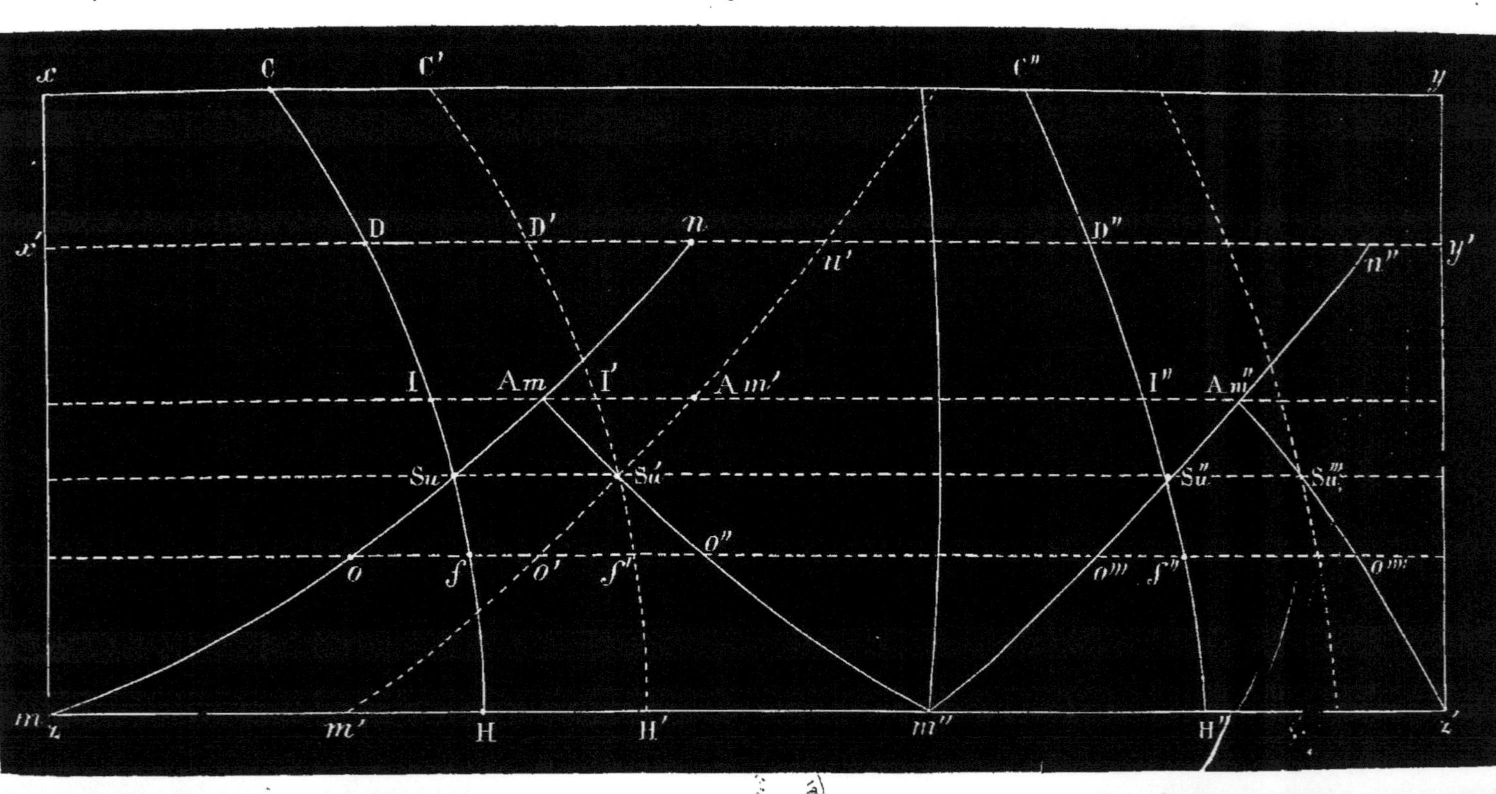

EXPLICATION DES COURBES

z.z'. — Composés minéraux générateurs. Eau, acide carbonique, ammoniaque, etc.

x.y. — Éléments histologiques les plus élevés : cellules nerveuses, fibres musculaires, etc.

x'.y'. — Éléments organisés moins élevés : chitine, leucine, celluloses.

m.n. — Courbe ascensionnelle représentant la formation des substances chimiques, à fonction alcoolique :

En *O*, glycérine et éthers ou corps gras.

En S, sucres et glycosides. (Espèce de point conséquent.)

En A*m*, matière amylacée (point conséquent de la courbe).

De A*m* à *n*, celluloses et principes ligneux.

De m à O, production sous l'influence de la lumière solaire, et avec absorption de chaleur, d'oxyde de carbone, éther formique, se combinant successivement, et engendrant les alcools, les acides, etc.

A*m*.*m*''. — Courbes représentant la régression ou la formation descendante au moyen de la matière amylacée des composés plus simples : S', sucres; O'', matières grasses, etc.

H.G. — Courbe représentant la formation des matières albuminoïdes et passant par les sucres S.

F. — Leucine, créatinine, etc.

T. — Matières albuminoïdes complexes : albumine, fibrine, etc.

Les courbes qui se croisent en S' montrent que le sucre produit par dédoublement des matières amylacées et albuminoïdes peut se scinder en cinq branches : 1° deux ascendantes reproduisant les matières amylacées d'une part, les matières albuminoïdes de l'autre; 2° trois descendantes donnant lieu à des composés plus simples, aboutissant aux substances minérales primitives.

Les courbes pointillées et les lettres pointillées représentent la succession des mêmes phénomènes; par exemple : en A*m*', la formation de matière amylacée avec les sucres provenant du dédoublement de l'amidon en A*m*, existant déjà dans l'organisme.

TABLE DES MATIÈRES

Paris. — A. PARENT, imprimeur de la Faculté de Médecine, rue Mr-le-Prince, 31.

[illegible]

[illegible] *Deuxième édition.* Paris, 187[illegible] [illegible]

FERRAND. **Aide-Mémoire de Pharmacie**, [illegible] à l'officine et au laboratoire, par E. FERRAND, pharmacien [illegible] lauréat des hôpitaux. Paris, 1873, 1 vol. in-18 jésus de [illegible] pages, [illegible] figures; cartonné.

JEANNEL. **Formulaire magistral et officinal international** comprenant environ 4,000 formules tirées des Pharmacopées [illegible] France et de l'étranger ou empruntées à la pratique des thérapeutistes [illegible] pharmacologistes, avec les indications thérapeutiques, les doses [illegible] simples et composées, le mode d'administration, l'emploi des médicaments nouveaux, etc., suivi d'un mémorial thérapeutique, par J. JEANNEL, pharmacien en chef de l'hôpital Saint-Martin. Paris, 1870. 1 vol. in-8 de 1,000 pages, cartonné. [illegible]

PIESSE. **Des odeurs, des parfums et des cosmétiques**, histoire naturelle, composition chimique, préparations, recettes, industrie, effets [illegible] siologiques et hygiène des poudres, vinaigres, dentifrices, pommades, [illegible] savons, eaux aromatiques, essences, infusions, teintures, alcoolats, sachets, [illegible] par S. PIESSE, chimiste parfumeur à Londres, édition française publiée [illegible] consentement et le concours de l'auteur, par O. REVEIL. Paris, 1865. [illegible] jésus de 527 pages, avec 86 figures. [illegible]

POGGIALE. **Traité d'analyse chimique** par la méthode des volumes, comprenant l'analyse des Gaz, la Chlorométrie, la Sulfhydrométrie, l'[illegible]trie, l'Alcalimétrie, l'Analyse des métaux, la Saccharimétrie, etc., par POGGIALE, professeur de chimie à l'École de médecine et de pharmacie militaires [illegible] Grâce), membre de l'Académie de médecine. Paris, 1858, 1 vol. in-8 [illegible] pages, avec 171 figures.

ROBIN. **Traité du microscope**, comprenant son mode d'emploi, ses applications à l'étude des injections, à l'anatomie humaine et comparée, à la [illegible] biologie, à la pathologie médico-chirurgicale, à l'histoire naturelle animale, végétale et à l'économie agricole, par Ch. ROBIN, professeur à la Faculté de médecine, membre de l'Académie des sciences. 2e *édition*. Paris, 187[illegible], 1 vol. in-8 avec 380 figures. [illegible]

WUNDT. **Traité élémentaire de physique médicale**, par le [illegible] WUNDT, professeur à l'Université de Heidelberg, traduit avec de nombreuses additions, par le docteur Ferd. MONOYER, professeur agrégé de physique [illegible] à la Faculté de médecine de Strasbourg. Paris, 1871, 1 vol. in-8 [illegible] avec 356 figures y compris une planche en chromolithographie.

A. PARENT, imprimeur de la Faculté de Médecine, rue M.-le-Prince, [illegible]

www.ingramcontent.com/pod-product-compliance
Ingram Content Group UK Ltd.
Pitfield, Milton Keynes, MK11 3LW, UK
UKHW021102200726
13857UKWH00003B/1063

9 782012 974814